AF347478

CAEN. — IMP. E. POISSON.

THÉRAPEUTIQUE

EN ATTENDANT LE VÉTÉRINAIRE

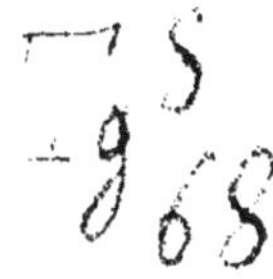

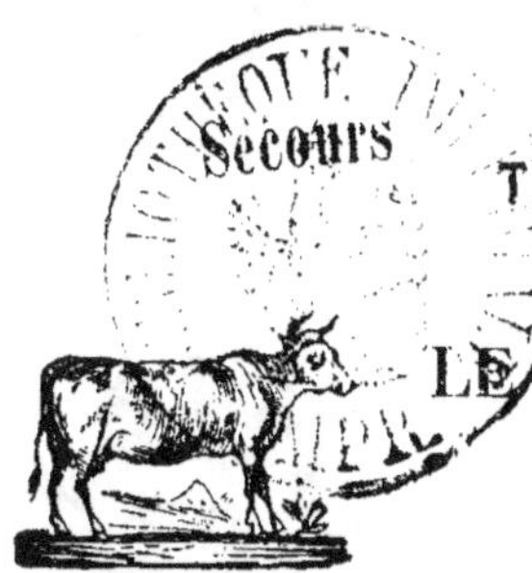

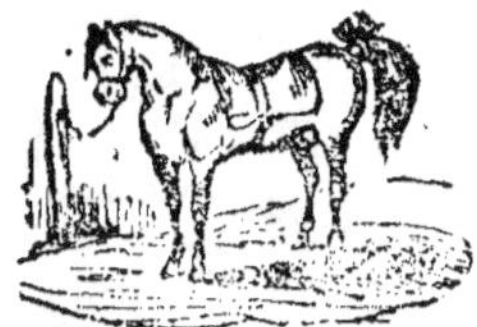

Secours **THÉRAPEUTIQUE** immédiats

en attendant

LE VÉTÉRINAIRE

NOUVEAU

MANUEL PRATIQUE

INDISPENSABLE AUX PROPRIÉTAIRES D'ANIMAUX

Instructions pratiques mises à la portée de toutes les intelligences, pour traiter soi-même les affections et maladies les plus fréquentes et les plus subtiles (Lire attentivement l'Introduction).

PRÉVENIR LE MAL OU LE DÉCOUVRIR A TEMPS.

ÉCONOMIE Agricole.

—

PRIX

1 fr. 75

—

Écrire franco.

TRAITER LE MAL A SON DÉBUT C'EST EN ASSURER LA GUÉRISON.

ÉCONOMIE Industrielle.

—

PAR LA POSTE

2 fr.

Contre un mandat de poste ou des timbres-poste

Écrire franco.

PAR J. B. I. ELLUIN FILS, Chevalier de l'Ordre du Christ de Portugal,

Agréé en médecine vétérinaire et en maréchalerie pathologique, Inventeur du Moxa et du Topique Portugais, médaille d'or de 1re classe de la Société des Sciences, — Topique do C. Rouxel, — Introducteur en France de plusieurs agents thérapeutiques qu'il a découverts et perfectionnés dans son exercice en Portugal.

———

A CAEN (CALVADOS)

CHEZ M. E. POISSON, LIBRAIRE, RUE FROIDE, 18

A PARIS

Avec la Pharmacie domestique, chez M. CHAMBILLE, pharmacien
12, rue des Lombards.

—1861—

INTRODUCTION.

J'ai pu remarquer dans le cours de ma longue pratique, et dans mes nombreux voyages en France et à l'étranger, qu'il était à regretter, pour les éleveurs et les propriétaires d'animaux domestiques, de n'avoir pas, pour leurs animaux, des secours immédiats, en attendant le vétérinaire qu'il faut aller chercher quelquefois à douze ou quinze kilomètres : celui-ci est souvent parti à sa tournée et ne rentre que trop tard pour le malade.

Cette perte de temps laisse faire des progrès rapides à la maladie, et le secours de l'art arrive souvent quand il n'est plus temps.

C'est convaincu de l'utilité et de l'importance d'employer ces heures d'attente en soins préliminaires, que j'ai créé ce Manuel, réellement indispensable, et que j'ai cherché à le mettre à la portée de toutes les intelligences, en donnant des instructions détaillées et rendues en termes simples et compréhensibles pour tout le monde, au risque de me répéter souvent. J'ai voulu seulement décrire de manière que, le livre à la main, le propriétaire d'animaux domestiques pût déjà venir au secours de ses animaux malades.

Tout propriétaire d'animaux sait qu'il y a des maladies qui ne peuvent attendre et qu'il faut tout de suite attaquer ; c'est le but que j'ai essayé d'atteindre, en publiant cet ouvrage, et je me suis en outre efforcé, en écartant toute spéculation, de le mettre au niveau de toutes les ressources, et de le rendre aussi économique qu'utile.

En effet, combien de fois dans l'espace d'une année ne regagnera-t-on pas la dépense du prix qu'il aura coûté, parce qu'il aura contribué à sauver un animal, et qu'il aura pu éviter les frais de traitement et ceux de transport pour aller chercher des secours au loin ?

J'ai eu aussi à regretter, dans mon exercice, de ne rien trouver en médicaments dans les localités éloignées des villes ; il faut encore perdre du temps pour aller chercher l'ordonnance chez le pharmacien : c'est pourquoi j'indique une petite pharmacie simple et peu coûteuse, que l'on devra toujours avoir à l'habitation et avec laquelle on peut traiter presque toutes les affections les plus fréquentes et les plus subtiles.

Il y aura aussi, sous ce rapport, une économie énorme pour le propriétaire d'animaux.

A chaque affection, j'indique les causes et les symptômes pour que l'on ne se méprenne pas sur le genre de la maladie.

J'indique aussi en termes simples les opérations qui sont à la portée de tout le monde et la manière de les pratiquer.

Je suis entré dans de minutieux détails, pour enseigner la manière de bien faire les pansements soi-même.

J'ai été encouragé, il faut le dire en finissant, dans mon œuvre, par cette pensée : Pourquoi n'en serait-il pas pour l'espèce animale comme il en est pour l'espèce humaine, dotée d'ouvrages qui la mettent à même de se soulager tout de suite et d'attendre le médecin ?

CHEVAUX, ANES ET MULETS

PREMIÈRE PARTIE.

Blessures par accidents.

Il y a trois espèces de blessures :

1° Celles qui ont lieu à la surface de la peau, et sont sans profondeur, telles que les blessures par les selles et sellettes, par colliers, sous-ventrières, croupières ou toute autre espèce de harnais ;

2° Celles qui sont profondes et béantes ;

3° Celles qui sont profondes et resserrées à leur orifice, telles, par exemple, que celles produites .par l'introduction d'une dent de herse, d'un pieu pointu, d'un crochet, ou par tout autre corps que l'animal peut rencontrer dans sa marche ou dans une chute.

TRAITEMENT.

PREMIÈRE ESPÈCE DE BLESSURES.

Il suffira de faire des lotions au Topique Portugais, sur les plaies, et de les étendre au pourtour, au moins trois fois par jour ; ainsi le sang circulera, et on préviendra l'inflammation tout en activant la cicatrisation.

Préservant ces blessures du frottement, on

n'interrompra pas le travail de l'animal, et on aura soin de le frictionner, à son retour à l'écurie, sur les parties endommagées, avec la liqueur dont il vient d'être parlé.

Il est particulièrement recommandé de ne pas laver la plaie avec de l'eau pure. Toute saignante et aussitôt aperçue, la plaie sera lotionnée avec le Topique, et en l'absence de cet agent, on emploiera provisoirement du vin, ou de l'eau fortement salée.

Outre les blessures par selles, sellettes ou par colliers aux épaules et sur l'encolure, il y a aussi des foulures qui s'aperçoivent facilement par une enflure ou bouffissure subite qui apparaît après le refroidissement de l'animal.

Dans ce cas on fera de fortes frictions, plusieurs fois par jour, au Topique Portugais, sur les parties meurtries ou enflammées, surtout au retour de l'écurie.

Si, après quelques jours de ce traitement, l'enflure persiste, c'est qu'il y aura cor : dès lors on suivra le traitement indiqué à l'article qui traite de cette affection (voir la page 32).

DEUXIÈME ESPÈCE DE BLESSURES.

Dans les plaies profondes et béantes, on introduira un plumasseau de filasse imbibé de Topique Portugais il enlèvera l'inflammation, et de plus, il éloignera les mouches. On fera avec ce Topique de fortes frictions autour de cette plaie ; on les recommencera plusieurs fois par jour, en imbibant chaque fois le plumasseau maintenu au fond de la plaie, si sa nature le permet.

On continuera ces frictions, tant à l'intérieur qu'à l'extérieur, indéfiniment jusqu'à la parfaite cicatrisation, qui ne tardera pas.

Avec le Topique on préserve de la gangrène.

Si la blessure n'est pas située à un endroit où elle occasionne une boiterie, et si elle est placée de manière que le cheval supporte les harnais, il faudra le faire travailler ou le promener souvent.

Toujours au retour à l'écurie, lotions et frictions avec le même médicament.

TROISIÈME ESPÈCE DE BLESSURES.

La plaie étant profonde et resserrée à son orifice, on élargira l'ouverture par une incision faite d'un coup de bistouri, donné dans la partie inférieure de la plaie, et autant que possible dans le sens du poil, pour qu'elle ne soit pas visible après la guérison.

Cette incision pratiquée permettra de sonder le fond de la plaie avec le doigt, afin de s'assurer qu'il n'y a pas de corps étrangers ou d'éclats restés dans les chairs. Ce cas échéant, il faudra les extirper avec les pinces, sans cela elles y entretiendraient un foyer purulent.

Cette opération faite (elle est simple et facile), on introduira jusqu'au fond de la blessure un plumasseau d'étoupe imbibé de Topique Portugais, avec lequel on fera des frictions tout autour de la plaie, plusieurs fois par jour, pour combattre l'inflammation.

Pendant quelques jours, on maintiendra ce plumasseau, introduit chaque fois moins profondément, puisque les chairs se reproduiront ; on continuera jusqu'à ce que la plaie, fermée au fond, n'offre plus qu'une plaie unie et externe, sur laquelle on prolongera des lotions de Topique de la manière déjà indiquée.

RÉGIME.

Travail, s'il est possible d'atteler l'animal, sinon longues promenades. Nourriture saine et abondante. Barbotages à la farine d'orge et au sel de nitre, une cuillerée environ pour douze litres d'eau. Lavements tous les matins, pendant neuf jours.

Les trois premiers jours, on introduira dans

chaque lavement une cuillerée de mixture préparée que l'on trouvera dans la pharmacie domestique, pour prévenir la fièvre.

COURONNEMENT (*Blessure au genou*).

Il y a deux espèces de couronnement :

1° Celle où le genou n'ayant que légèrement posé à terre et frôlé le sol, il n'en résulte qu'une plaie superficielle non ouverte ;

2° Celle où, dans une chute violente, la peau a été ouverte et déchirée, ainsi qu'une partie de tendons et de ligaments, soit que l'animal soit tombé sur des pierres aiguës et coupantes ou sur des graviers, soit que, lancé à des allures vives, ou poussé par le roulis d'une forte charge, il ait été traîné sur les genoux.

TRAITEMENT.

PREMIÈRE ESPÈCE DE COURONNEMENT.

Dans ce premier cas, il faudra faire des

frictions avec le Topique Portugais trois fois par jour, non-seulement sur la plaie, mais encore sur toute la jambe, depuis le paturon jusqu'au coude, parce que, dans la chute de l'animal, les muscles et les tendons auront éprouvé des tiraillements.

Ces frictions empêcheront l'inflammation, ou la feront disparaître si elle existe déjà, et pousseront à une cicatrisation prompte et active, en faisant repousser le poil de la même couleur.

L'animal pourra continuer son travail, en ayant soin, aussitôt son retour à l'écurie, de lui faire une bonne friction sur la jambe.

DEUXIÈME ESPÈCE DE COURONNEMENT.

Ce deuxième cas est bien plus grave : le couronnement présente une plaie béante, la peau, coupée et arrachée, ainsi que quelques parties de ligaments, et des portions de tendons, forme une ouverture d'où s'échappe souvent une perte de substance.

Il faudra d'abord sonder la plaie (ne pas y mettre d'eau) avec le petit doigt pour s'assurer qu'il n'y a pas de gravier, et dans ce cas on le fera sortir de la plaie. On trouvera souvent, à la partie inférieure de la blessure, la peau soulevée, et formant poche. Il faudra alors y introduire la sonde jusqu'au fond, puis avec le bistouri ou une paire de ciseaux, dont on appuiera le dos le long de la sonde en suivant sa rainure, faire une incision du haut vers le bas, de manière à donner de l'écoulement aux substances ; car autrement elles s'accumuleraient dans cette poche et y produiraient, par stagnation, de nouveaux désordres. Il arrive aussi que ces substances, en séjournant en cet endroit, s'y durcissent, deviennent osseuses et forment un calus. Cette exostose déparerait non-seulement l'animal, mais encore le gênerait dans ses mouvements, lui ôterait de la solidité, si elle ne lui laissait pas une boiterie.

1.

Cet examen fait, et cette simple opération pratiquée (elle est à la portée de tout le monde), on nettoiera la plaie bien à fond avec le Topique Portugais, à l'aide d'un tampon d'étoupe ; on y maintiendra, vingt heures seulement, un plumasseau d'étoupe imbibé de Topique avec un bracelet de caoutchouc. Si on n'avait pas cette ligature, on ne maintiendrait pas d'appareil, car le serrement d'une ligature ordinaire, non élastique, arrêterait la circulation du sang, d'où il résulterait une inflammation et un engorgement qui mettraient en doute la guérison. On fera des frictions trois fois par jour sur la plaie et sur toute la jambe, depuis le paturon jusqu'au coude, ayant soin chaque fois, s'il y a appareil, d'imbiber le plumasseau sans toucher ni lever cet appareil. Après vingt-quatre heures, on enlèvera cet appareil, on laissera la plaie à nu, et on continuera les lotions et les frictions en les répétant souvent. S'il est possible, on en ferait une au milieu de la nuit pendant les trois premiers jours.

Nous recommandons de la manière la plus expresse de tenir constamment l'animal attaché au râtelier avec deux bonnes longes et un collier de sûreté, pour qu'il ne puisse se coucher ni jour ni nuit. En effet, il suffirait qu'il se couche une fois pour détruire ce qui aurait déjà été cicatrisé. En faisant la friction de la nuit, on s'assurera si l'animal est encore bien attaché, car il cherchera tous les moyens possibles pour se coucher. Cet état de choses devra se prolonger, car lorsque la plaie sera fermée à l'intérieur et que la cicatrisation progressera aussi à l'extérieur, il y aura démangeaison ; alors l'animal y porterait les dents, s'il n'était pas bien et solidement attaché au râtelier ; aussi, par surcroît de précaution, on devra lui mettre un collier en bois. On devra aussi se méfier qu'il ne frotte son genou à la mangeoire pour se gratter. Il faudra, pour l'en empêcher, mettre une mangeoire plus haut que ses pointes d'épaules et qui laisse un vide en dessous.

Cette position de l'animal le fatiguera les

premiers jours, et pourrait, jointe à son mal,
lui donner de la fièvre. Il aura donc peu à
manger les premiers jours, on lui donnera
continuellement à barboter à la farine d'orge
et au sel de nitre (une cuillerée pour douze litres d'eau). Tous les matins, deux lavements à
la mixture contenue dans la pharmacie indiquée ; ce régime aura lieu strictement pendant
neuf jours.

Après ces neuf jours, la plaie sera suffisamment avancée pour que l'on puisse promener
l'animal. Pour la promenade on tiendra les
rênes du bridon près du mors avec la main
haute sous la mâchoire près du menton ; on
lui tiendra ainsi la tête élevée pour qu'il ne re-
tombe pas sur ses genoux, ce qui arrive souvent sans cette précaution.

On doit employer de la force dans l'exécution de cette prescription, car il faut absolument supporter l'animal dans sa marche, choi-
sir un terrain doux et uni, et aussi spacieux
que l'on pourra trouver, pour tourner le moins

souvent possible, et dans ce cas tourner toujours sur la meilleure jambe, qui formera alors pivot, et portera tout le poids du corps de l'animal.

Par ce traitement, l'animal, après vingt ou vingt-cinq jours, sera rétabli à pouvoir déjà travailler ; mais si l'on aperçoit de la faiblesse, même un peu de boiterie dans le membre qui aura souffert, cela indiquerait que, dans la chute de l'animal, les muscles et les tendons auraient éprouvé de violents tiraillements; alors il faudra les resserrer pour rendre à l'animal sa solidité première. A cet effet, on cessera les frictions au Topique pour les remplacer par des frictions au Moxa Portugais (pharmacie domestique) ; elles s'étendront depuis le paturon jusqu'au coude tout autour du membre. Elles se borneront à deux frictions espacées de vingt-quatre heures.

Le Moxa ayant produit son effet après six ou huit jours, on reprendra les frictions au Topique Portugais pour rétablir le tissu de la peau, et pousser à la reproduction du poil.

RÉGIME.

Après les neuf premiers jours, pendant lesquels on aura observé le régime prescrit plus haut, on remettra le cheval à une bonne et abondante nourriture. On lui donnera à barboter, un lavement tous les deux jours, un bon pansage.

ÉPONGE (*Blessure au coude*).

Il y a des chevaux qui se couchent en vache, c'est-à-dire qu'ils plient leurs genoux sous eux, comme les vaches qui se reposent pour ruminer, de sorte que le coude pose sur l'éponge de la branche interne du fer.

Il en résulte une meurtrissure qui, en se développant, forme une tumeur que l'on appelle *éponge*, à cause de l'état spongieux des tissus tuméfiés ; elle va toujours croissant et arrive à former une tumeur plus ou moins considérable, qui à son commencement offre peu de gravité, est fluctuante, et contient une sérosité rougeâtre. Mais négligée, et si l'on ne corrige pas la ferrure, elle acquiert un volume énorme et devient inguérissable.

TRAITEMENT.

On corrigera d'abord la ferrure, en raccourcissant la branche interne du fer, et en arrondissant l'angle extérieur de l'éponge, que l'on incrustera dans la corne pour éviter une saillie.

Lorsque la tumeur n'aura pas encore atteint la période d'incurabilité, et qu'elle ne sera grosse que comme un œuf, un peu plus, un peu moins, on pratiquera la ponction par une incision faite au moyen d'un bistouri ou d'une

pointe de feu pratiquée dans la partie inférieure et la plus molle, pour donner écoulement aux substances qui y sont renfermées.

On videra complétement cet abcès, on y introduira d'abord du Topique Portugais pour nettoyer le fond de la plaie dans tous les sens, et
on y maintiendra, si c'est possible, un plumasseau imbibé de Moxa Portugais ; on le renouvellera tous les matins pendant deux jours pour
établir à l'intérieur un foyer de suppuration appelé à résoudre la tumeur. Après ces deux jours,
on maintiendra un plumasseau d'étoupe sèche,
et lorsque cette espèce de cautère aura rendu suffisamment pendant une dizaine ou une douzaine
de jours, on supprimera le plumasseau, et on
fera pendant deux jours une friction extérieure
au Moxa pour resserrer les tissus.

Le Moxa ayant produit son effet après trois
ou quatre jours, on reprendra les frictions au
Topique Portugais jusqu'au parfait rétablissement du tissu cutané (de la peau).

RÉGIME.

L'animal pourra continuer ses travaux, ou il sera promené ; on le tiendra attaché au râtelier pour qu'il ne se couche pas. La ferrure ci-dessus indiquée sera toujours continuée, sous peine de voir reparaître la même affection.

On donnera une bonne et abondante nourriture et à barboter à la farine d'orge et au sel de nitre pendant les premiers jours du traitement.

PLAIES APRÈS L'APPLICATION DU FEU

PAR LE FER.

Si un feu a été trop appuyé soit en raies, soit en pointes trop rapprochées ; s'il a été appliqué dans un temps chaud, alors que les pores de la peau sont ouverts, il y aura eu trop de pénétration de calorique, et il s'en sera suivi une affection cutanée qui amène quelquefois la chute de la peau, sinon et au moins des plaies bourgeonneuses.

TRAITEMENT.

On fera des frictions au Topique Portugais, non-seulement sur les plaies ; mais encore tout autour de celles-ci, et notamment sur les parties enflammées.

On continuera indéfiniment jusqu'au parfait rétablissement du tissu de la peau.

L'animal pourra travailler, mais sur des terrains secs, ou il sera promené longtemps et souvent ; aussitôt le retour à l'écurie, on pratiquera une bonne friction avec la liqueur Topique.

ABCÈS OUVERTS NATURELLEMENT OU PAR L'OUTIL.

Après l'ouverture d'un abcès soit naturellement, soit par l'outil, lorsqu'il sera arrivé à maturité, on nettoiera avec soin l'intérieur de la plaie qu'il aura formée avec le Topique Portugais qui imbibera l'étoupe, et si l'ouverture est assez profonde, on y maintiendra un plumasseau imbibé de Topique dont on frictionnera les alentours de la plaie; dans le cas contraire, c'est-à-dire si on ne pouvait pas y loger un plumasseau, on se contentera de faire trois fois par jour des frictions avec la liqueur, ayant soin d'en introduire jusqu'au fond de ladite ouverture.

Si l'abcès ou bouton est la suite du farcin à son commencement, on suivra la prescription suivante :

FARCIN A SON COMMENCEMENT.

Cette affection, qui est un commencement de décomposition du sang, se reconnaît à d'énormes boutons qui suivent souvent une même ligne, comme aussi ils se répandent çà et là sur toutes les parties du corps de l'animal.

On ouvrira ces boutons arrivés à leur maturité, soit par l'outil, soit par le feu ; on les pressera fortement à leur base pour en faire sortir les substances qu'ils renferment.

Cette opération simple une fois pratiquée, on y introduira deux jours de suite, une fois par jour, du Moxa. Deux jours après ces introductions bien pénétrantes, on lotionnera la plaie au Topique Portugais.

On passera, le même jour de l'opération de l'ouverture des boutons, un long séton sous le ventre en imbibant le ruban de Moxa, pour l'animer et produire un effet dérivatif actif, afin que ces boutons ne se reproduisent pas au fur et à mesure de leur guérison.

Nous avons déjà dit que c'était un commencement de décomposition de la masse du sang ; il convient donc de l'épurer, pour préserver le retour de la maladie.

Dix ou douze jours après que le séton aura bien donné, on le supprimera, deux jours après que l'on aura administré la purgation suivante:

On composera quatre bols avec la formule Lebas, pharmacien vétérinaire, et on en fera prendre un à jeun tous les matins ; il sera plus simple de se procurer l'opiat purgatif de Chambille, pharmacien, rue des Lombards, n° 12, à Paris.

RÉGIME.

Il faudra à l'animal du travail ou de longues courses, une nourriture de bonne qualité et abondante, le faire boire au sel de nitre pendant toute la durée du traitement.

Si l'animal en vaut la peine, on lui fera prendre pendant dix jours après le traitement, tous les matins à jeun, un opiat composé comme suit, en quantité d'environ 250 grammes : miel, gentiane et kermès (de Lebas, pharmacien), ou l'opiat diuritif de Chambille, pharmacien ci-dessus.

Cet opiat préparera l'estomac de l'animal à de bonnes digestions, seul moyen de réparer la masse du sang.

Si les boutons continuent à reparaître malgré ces soins, le farcin sera incurable ; il faudra se défaire de l'animal.

Il est expressément recommandé de mettre à part l'animal, depuis le commencement de la maladie jusqu'à la fin, pour éviter la contagion.

CONTUSIONS.

Il y a deux espèces de contusions :

1° Celles sur les parties charnues ;

2° Celles sur les parties osseuses.

Elles sont le résultat de chute, de coups de pied, ou d'une rencontre ou choc avec un corps dur et résistant, ce qui arrive pour les pointes d'épaules et des hanches dans le passage des portes.

TRAITEMENT.

Les premières ne sont pas dangereuses, il suffira de faire de fortes frictions, plusieurs fois par jour, au Topique Portugais.

Quelquefois, elles ont occasionné l'extravasation du sang qui aura amené un abcès ; dans ce cas on aura recours à l'article ci-dessus (Abcès) pour son traitement.

Les deuxièmes, sur les parties osseuses, sont plus dangereuses, parce que quelquefois il y aura fêlure de l'os ; on fera bien, dans le doute, d'empêcher l'animal de se coucher, en l'attachant à deux longes et avec un collier de sûreté, au râtelier. En effet l'animal, dans les efforts qu'il fait pour se relever, peut déterminer une cassure.

Après neuf jours de frictions au Topique Portugais, si la douleur continue, on fera, pendant deux jours, une friction par jour au Moxa, pour empêcher qu'il ne se forme un calus en cet endroit ; il s'ensuivrait une continuité de boiterie si le coup a eu lieu sur une partie osseuse de l'une des jambes.

Néanmoins, le calus étant formé parce que l'on aurait négligé de faire ce qui est prescrit plus haut, on appliquera une pointe de feu introductive sur le milieu du calus (comme il est dit plus loin à l'article qui traite de la forme osseuse); après la pointe de feu, on fera sur cette partie osseuse une forte friction au Moxa, deux jours de suite, une fois par jour.

Le dixième jour de cette opération, on reprendra les frictions au Topique Portugais pour rétablir le tissu de la peau, et pousser à la reproduction du poil.

TROMBUS.

Le trombus est un engorgement qui survient à la veine après une saignée.

Il est occasionné par différentes causes qu'il est inutile de déduire ici.

TRAITEMENT.

On fera des lotions fréquentes avec le Topique Portugais pour enlever cette inflammation, et rétablir la circulation du sang en cet endroit. On pratiquera ces lotions aussitôt que l'on aura aperçu le gonflement qui n'aurait pas lieu si, après la saignée, on faisait une lotion de précaution, à moins que, cependant, le cheval ne frotte sa saignée, comme cela a lieu quelquefois.

Si cette tumeur persiste après quelques jours, il s'y sera formé un abcès que l'on soignera comme il est dit à l'article Abcès. On aura soin d'attacher le cheval de manière qu'il ne puisse pas se frotter, et de lui mettre un collier en bois ; car il pourrait en un instant détruire l'amélioration que l'on aurait apportée à cet accident.

RÉGIME.

Pendant les trois premiers jours, on nourrira peu l'animal ; on lui donnera à barboter devant lui à la farine d'orge et au sel de nitre. On ne le fera pas travailler, mais on le promènera.

2

PIQURES DES ANIMAUX NUISIBLES.

On reconnaît la piqûre à un gonflement subit qui augmente promptement.

L'animal lui-même l'indique souvent.

TRAITEMENT.

On cherchera avec soin, sur la partie gonflée, l'endroit de la piqûre.

Si on la découvre, on y fera une légère incision avec la pointe d'un bistouri ou celle d'un canif; on pressera cette incision avec les doigts, puis on y introduira de l'ammoniaque concentré pur.

Aussitôt cette petite opération pratiquée, on fera tout de suite des frictions d'ammoniaque sur toute la partie gonflée, ayant soin de mêler à cet ammoniaque, pour le dulcifier, une semblable quantité de Topique Portugais, pour éviter

que pur il ne produise une trop grande ulcéra-
tion à la peau.

Si on ne découvrait pas la piqûre, on ferait
une friction d'ammoniaque pur sur la partie
gonflée ; une demi-heure après cette friction, on
lotionnera cette partie avec du Topique Portugais, et on continuera pendant quelques jours
ces lotions de Topique pour détruire l'ulcéra-
tion produite par l'ammoniaque et rétablir le
tissu de la peau.

GALE ET DARTRES.

La gale se porte d'abord à la crinière, au
toupet et à la queue de l'animal, et finit par se
répandre sur toutes les autres parties du corps.

TRAITEMENT.

On passera d'abord un long séton sous le
ventre de l'animal, on l'enflammera pour lui

donner une action dérivative prompte et active; pour cela on imbibera le ruban de Moxa.

Le but de ce séton dérivatif est d'empêcher que la gale, rentrée par le traitement, n'aille se fixer sur un organe ou ne tourne en dépôt de gale.

Lorsque le séton aura bien pris, on fera bouillir longtemps du son dans de l'eau (un décalitre de son pour 24 litres d'eau de fontaine), et on lessivera avec cette eau, le plus chaude qu'on pourra l'endurer, toutes les parties atteintes de la gale. Ces parties bien nettoyées, on y appliquera, et on y maintiendra le son le plus chaud possible. Pour la crinière, on placera de chaque côté de celle-ci un long bouchon de paille que l'on aura préparé d'avance, et alors, entre ces deux bouchons, et sur la crinière, on placera le son tout chaud et on l'y maintiendra jusqu'à son refroidissement. On procédera de même pour le toupet et la queue, ainsi que pour toutes les autres parties du corps attaquées de la gale ou de dartres.

On rentrera ensuite l'animal à l'écurie, et lorsque tout aura bien séché, qu'il n'y aura plus aucune humidité, on fera deux jours de suite, une fois par jour, des frictions au Moxa.

Deux ou trois jours après, on nettoiera de nouveau ces parties au son et à l'eau, comme il vient d'être dit, et aussitôt sèches et sans humidité, on y fera des lotions de Topique Portugais pour rétablir le tissu de la peau, et pousser à la reproduction du poil et des crins.

Après douze jours, on supprimera le séton, et on purgera l'animal comme il est dit à l'article Farcin.

RÉGIME.

Nourriture saine et abondante, travail continué, ou longues promenades.

Barbotage à la farine d'orge et au sel de nitre tous les matins.

DÉPOT DE GALE.

Le dépôt de gale provient d'une gale que

l'on a fait rentrer par des substances caustiques sans avoir eu la prévoyance d'opérer un dérivatif par un séton, et de purger la masse du sang comme nous venons de le prescrire.

Si cette affection, guérie à l'extérieur sans les précautions indiquées, ne s'y reproduit pas en un dépôt de gale, elle se jettera sur les organes intérieurs, et amènera bien des affections, telles que la pousse, la morve, le farcin, et même la perte de la vue, etc.

Le dépôt de gale extérieur se remarquera par une tumeur qui se place indistinctement sur l'une des parties du corps de l'animal ; elle fait des progrès journaliers, va toujours croissant et devient charnue.

TRAITEMENT.

On passera d'abord dans cette tumeur un séton du haut vers le bas (la lame de l'aiguille devra être coupante et bien affilée) ; on imbibera le ruban de Moxa pour le faire prendre vigoureusement.

Pour rendre le pansement de ce séton plus facile, et pouvoir imbiber de nouveau le ruban de temps en temps pour entretenir une suppuration abondante, on ne nouera pas les deux extrémités du ruban, on les assemblera par plusieurs points de couture, afin que le séton puisse tourner sans fin et à volonté dans la tumeur qu'il est appelé à résoudre par la suppuration.

Par ce moyen, on imbibera avec la liqueur la partie visible du séton, et on le tournera afin de faire rentrer celle-ci tout imbibée à l'intérieur.

Il faudra maintenir et entretenir ce séton jusqu'à la disparition presque complète de la tumeur.

Arrivé à ce point, on supprimera le séton, et on fera, deux jours de suite, une fois par jour, de bonnes et fortes frictions au Moxa sur la partie où était la tumeur.

Après quelques jours, et lorsque ces frictions auront fait leur effet, on fera des frictions au Topique Portugais pour rétablir le tissu de la peau, et activer la cicatrisation des ouvertures du séton.

RÉGIME.

Nous recommandons de la manière la plus expresse, la même purgation et le même régime qu'à l'article précédent (Gale ou Farcin).

CORS.

Les cors sont des foulures que produisent, comme on l'a dit plus haut, le frottement et l'appui continuel des harnais sur le dos, par le poids de la selle ou de la sellette ; celui du collier sur les épaules, doublé par le tirage, ou enfin sur l'encolure par un collier trop court et trop étroit.

Le cor s'annonce par une enflure ou bouffissure. Si l'on s'en aperçoit aussitôt que l'animal sera dégarni, les frictions au Topique préviendront le cor, à moins de trop forte foulure.

Si l'enflure ou la bouffissure résiste aux frictions de Topique pendant plusieurs jours, et que l'enflure ne diminue pas, que la sensibilité continue, c'est que la peau aura été meurtrie et soulevée, et que le sang, n'ayant pas repris sa circulation, se sera coagulé et aura tourné en pus, qui sortira à la chute de la peau, ce que l'on nomme la *chute du cor*. On peut activer de quelques jours cette chute lorsque l'on remarque que la peau morte est bien détachée et soulevée ; à ce point, on prend la peau morte (le cor) avec des tricoises et on l'arrache.

Si le cor est placé sur le dos ou au long des épaules, il suffira, aussitôt la chute du cor, de nettoyer la plaie avec soin avec le Topique Portugais, et de la lotionner plusieurs fois par jour, jusqu'à parfaite cicatrisation.

Si le cor était placé sur l'encolure, la plaie

laissée par la chute de celui-ci devient plus grave ; elle forme godet, la matière y séjourne, creuse et produit des ravages dangereux pour l'animal.

Dans les cors ainsi placés, on devra, avant la chute de la peau, passer un séton de chaque côté de ce cor qui, entrant par le haut, ressortira par le bas ; de cette manière, la matière aura de l'écoulement et, ne cavant pas à l'intérieur, n'y fera pas de ravages.

Si on n'avait pas eu cette précaution de prime abord, et que le cor soit tombé, on fera une ouverture à l'un des côtés de la cuvette qu'il aura laissée après sa chute, de manière qu'il n'y ait aucune stagnation de matière.

Cette opération, que l'on peut pratiquer soi-même, une fois faite, on lavera bien la plaie au Topique Portugais ; on y maintiendra un fort plumasseau imbibé de cette liqueur, et on y fera des lotions et frictions plusieurs fois par jour jusqu'à la cicatrisation.

RÉGIME.

On fera travailler le cheval ou l'animal blessé pendant le temps de ce traitement, en pratiquant des fontaines aux panneaux de la selle ou de la sellette, et au collier ; si le cor est sur l'encolure, avec une bricole, de manière enfin à garantir entièrement la blessure.

On donnera la nourriture habituelle, en ajoutant le barbotage une fois par jour à la farine d'orge et au sel de nitre.

DEUXIÈME PARTIE

MALADIES DE LA COURONNE
ET DU PATURON.

Atteinte ouverte.

Les atteintes en général sont produites par un autre cheval qui, marchant derrière, ou à côté d'un autre, lui met la pince de l'un de ses deux pieds de devant sur la couronne de l'un des deux pieds de derrière. Elles arrivent aussi par la rencontre que fait un cheval ou mulet d'un corps étranger.

Enfin si l'atteinte est au pied de devant, on peut penser que le cheval se la sera sans doute faite à lui-même, en mettant son pied de derrière sur la couronne de celui de devant dans des allures vives.

Elles peuvent être aussi attribuées à l'action du cheval, action que l'on appelle *forger*. Elles sont aussi occasionnées par des corps étrangers.

Lorsque l'on remarquera que le cheval forge, on commencera par corriger la ferrure avant de soigner l'atteinte, ou en même temps.

Pour remédier à ce défaut, on adaptera aux pieds de derrière des fers munis de crampons, à pinces tronquées, avec un poinçon en mamelle de chaque côté.

Il y a deux espèces d'atteintes :

1° L'atteinte ouverte ;

2° L'atteinte occulte.

TRAITEMENT DE L'ATTEINTE OUVERTE.

Si l'atteinte est fraîche et qu'il n'y ait que coupure sans décollement ni bavures, il suffira de bien la nettoyer à l'intérieur au Topique Portugais, afin qu'il n'y reste ni graviers ni corps étrangers. On fera ensuite des lotions sur la plaie, et des frictions tout autour de la couronne ; répéter ces soins trois fois par jour ; on évitera, si le cheval sort, qu'il ne mette autant que possible le pied sur un terrain boueux ou sablonneux. Ce cas échéant, on lavera la plaie avec soin au retour à l'écurie, comme il a été dit plus haut, pour enlever tous les corps étrangers.

Si le coup qui a produit l'atteinte a causé, outre la coupure et le déchirement, des décollements et des bavures, il faudra les couper avec les ciseaux pour rafraîchir la plaie, surtout si elle date de quelques jours. Si une partie de corne est décollée, il faudra l'enlever entièrement pour qu'elle ne serve pas de réceptacle aux substances.

L'opération faite, la plaie nettoyée avec soin au Topique, il faudra y maintenir un plumasseau imbibé de la même liqueur, au moyen d'un ruban plat (ligature), assez serré pour y opérer une légère compression.

Plusieurs fois par jour, on arrosera ce plumasseau avec la liqueur sans lever l'appareil ; on la fera couler en écartant doucement le ruban à l'endroit de l'atteinte où sera posé le plumasseau. Chaque fois on frictionnera la couronne.

ATTEINTE OCCULTE.

L'atteinte occulte est beaucoup plus douloureuse, le sang s'y extravase, et tourne en suppuration, qui, tombant dans le sabot, y occasionne des décollements, y fait des ravages, ce qui amène l'atteinte encornée.

Aussitôt que l'on apercevra l'animal boiter, on le déferrera pour sonder le pied, et chercher la cause de la boiterie.

On découvrira facilement l'atteinte alors, car en tenant le pied, le cheval retirera la jambe au moindre toucher en cet endroit.

Cette atteinte découverte, il faudra faire la ponction, qui consiste à pratiquer une légère incision avec la pointe d'un bistouri, vers le bas de l'atteinte, et pratiquer cette incision perpendiculairement ; aussitôt le sang extravasé en sortira. On videra cette petite tumeur avec soin, et on introduira en tous sens du Topique avec un petit plumasseau de filasse ; on s'assurera bien que l'ouverture pratiquée aille jusqu'au niveau du bas de l'atteinte ; on pansera ensuite cette plaie comme il vient d'être dit à l'article ci-dessus (Atteinte ouverte) ; on pratiquera plusieurs fois par jour des frictions à la couronne, pour faire circuler le sang, et ôter l'inflammation et la douleur (vertu du Topique).

Nous répéterons ici, vu son importance, la

recommandation faite d'éviter les terrains boueux et sablonneux en promenant l'animal.

PRISES DE LONGE OU ENCHEVÊTRURES.

On appelle prises de longe ou enchevêtrures, des plaies transversales plus ou moins profondes, qui ont leur siége dans le pli du paturon ; elles sont occasionnées par la longe du licol dans laquelle le cheval se prend le plus souvent, en se grattant la crinière ou le toupet avec l'un de ses pieds de derrière ; dès lors il fait des mouvements d'impatience réitérés pour tâcher de se dégager ; ces mouvements produisent une scission qui excorie la peau.

Cette entamure va parfois jusqu'au tendon fléchisseur, produit alors un engorgement assez considérable, qui occasionne une vive douleur, fait boiter l'animal, et l'empêche de travailler.

Cet accident négligé et resté malpropre, devient grave, engendre des ulcères qui rendent la guérison bien plus difficile.

Ces prises de longe répétées souvent, donnent lieu à des durillons transversaux qui représentent une corde qu'il est impossible de faire disparaître, et qui déprécie l'animal.

Avant d'indiquer le traitement du mal, nous allons dire comment on peut le prévenir.

L'expérience a démontré qu'au lieu de mettre une longe en corde au cheval, il était préférable d'en mettre une faite d'une chaîne de fer.

En effet la chaîne de fer, par son propre poids, glisse dans les anneaux de la mangeoire, et, ne restant dès lors jamais lâche et pendante, il est impossible que le cheval s'engage par l'un de ses pieds.

Dans le cas peu fréquent où le cheval viendrait à se prendre, la chaîne ne produit que des entamures peu profondes, et ne fait qu'excorier légèrement la peau, ce qui n'a pas de suites fâcheuses.

Il n'en est pas de même de la longe de corde, dont le tissu roide et raboteux fait des lésions profondes, meurtries et envenimées, et qui produisent un engorgement plus ou moins considérable.

TRAITEMENT.

Si la prise de longe n'est pas profonde, on se contentera de faire trois fois par jour des lotions au Topique Portugais, sur la plaie, et des frictions avec la liqueur sur le boulet pour empêcher l'inflammation, ou l'enlever si elle existe déjà.

Le cheval peut travailler, autant que possible sur un terrain propre et sans poussière ; mais il faudra avoir soin, à son retour à l'écurie, de bien laver la plaie, comme il est dit plus haut, et de faire une friction au boulet avec la liqueur que l'on aura déjà employée.

Si la prise de longe est profonde, il faudra tenir le cheval au repos sur une litière fraîche, et tenue toujours très-propre.

On nettoiera la plaie avec ce qui a été dit plus

haut ; on roulera de la filasse en forme d'une cravate longue, on l'imbibera de Topique, et on la placera autour du paturon sans trop la serrer, le nœud en avant.

On fera des frictions trois fois par jour au boulet avec le Topique, et on rafraîchira en même temps l'appareil, sans le lever ; du reste, le Topique qui tombera le long de la jambe en faisant les frictions, viendra s'écouler sur cette cravate en filasse, et l'imbibera suffisamment à nouveau.

RÉGIME.

Le cheval ne sortant pas pendant huit ou neuf jours que durera l'appareil apposé, on le fera barboter au sel de nitre une fois par jour.

EAUX AUX JAMBES.

Les eaux aux jambes sont une affection érésipélateuse, qui, partant de la couronne, gagne le paturon, puis le boulet, à une hauteur plus ou moins grande.

On les reconnaît, à leur commencement, au hérissement des poils ; la peau engorgée devient rougeâtre, et laisse échapper une humeur aqueuse, qui, à défaut de traitement immédiat, devient sanieuse et puriforme, et le mal s'étend jusqu'au genou ou jusqu'au jarret.

TRAITEMENT.

Pour cette première période de la maladie, on tondra d'abord les poils des parties affectées ; on y fera alors, deux jours de suite, une friction par jour au Moxa.

Quelques jours après, on nettoiera ces parties frictionnées, en mettant la jambe dans un bain d'eau bouillie avec le son, le plus chaud que l'animal pourra l'endurer.

Ces parties baignées, une fois bien sèches, on fera trois fois par jour indéfiniment des frictions au Topique Portugais pour rétablir le tissu de la peau.

Cette première période indique déjà un commencement d'âcreté de sang dont on ne saurait trop arrêter les progrès par les moyens ci-contre : on purgera l'animal comme il est dit article Farcin, pendant le temps des pansements indiqués ci-dessus.

RÉGIME.

Bonne et abondante nourriture, barbotage à la farine d'orge et au sel de nitre, travail ou promenades sur des terrains secs et sans poussière autant que possible, frictions au Topique au retour à l'écurie.

TRAITEMENT.

Si après le premier traitement, les eaux reviennent ou persistent en augmentant, l'engorgement, devenu plus volumineux, se couvrira de grappes formant furoncle ou réunion compacte de poireaux gris, qui, avec l'humeur noirâtre et âcre qui en découle avec abondance, répandront une odeur fétide, et détérioreront le sabot : cette maladie aura atteint sa deuxième période.

Cette nouvelle période de la maladie indiquera une âcreté bien développée et arrêtée dans le sang ; aussi avons-nous combiné le traitement de manière à éviter des accidents ultérieurs ; c'est-à-dire que, le mal chassé des jambes, n'aille pas se reproduire ailleurs sous une autre forme, ainsi du reste que nous l'avons indiqué à l'article ci-dessus (Gale).

En conséquence on passera d'abord sous le ventre un long séton fortement enflammé, en imbibant le ruban de Moxa.

On fera prendre ensuite à chaque jambe, et jusqu'au-dessus de la partie envahie par les eaux, un bain d'eau de son, bien bouilli, comme il est prescrit à l'article de la Gale, le plus chaud qu'il pourra être enduré par l'animal ; on le prolongera d'une demi-heure, en réchauffant toujours ce bain avec de l'eau de son bouillante que l'on aura sous la main.

Pendant ce bain, et avec une brosse molle, on frottera la partie baignée pour bien la nettoyer, surtout dans les interstices des poireaux.

L'animal rentré à l'écurie, et les parties baignées étant bien sèches, on établira à la jambe, ou aux jambes où sont les eaux, des exutoires (vésicatoires dérivatifs) dans la partie supérieure de la jambe, c'est-à-dire au-dessus du jarret ou au-dessus du genou, au moyen de l'application de Moxa. Il faudra pour cela tondre la place destinée à les recevoir, tout autour du membre, de la largeur de la main, puis frotter vigoureusement cette place au Moxa, deux jours de suite, une fois par jour.

Ces dérivatifs étant posés, trois jours après qu'ils auront produit leur effet, on recommencera un bain, comme il vient d'être prescrit plus haut.

On passera le même jour un long séton sous le ventre enflammé avec la liqueur dont on se sera servi déjà pour les exutoires.

Deux ou trois jours après le passage de ce séton, alors qu'il sera bien pris, on recommencera encore un bain, et les parties baignées une fois bien sèches, on y pratiquera une forte friction de Moxa, en ayant bien soin de faire pénétrer la liqueur, à l'aide d'une petite spatule en bois avec de l'étoupe, dans les interstices des poireaux. On fera cette application deux jours de suite, une fois tous les matins.

Trois jours après la dernière de ces application de Moxa, on fera prendre un nouveau bain au son pour bien nettoyer la place des eaux. Une fois ces parties baignées bien sèches, on procédera indéfiniment, et trois fois par jour, à des frictions au Topique, jusqu'à l'entier dégorgement du membre affecté et la guérison complète du tissu de la peau. On étendra ces frictions à l'endroit où on aura placé les exutoires prescrits.

On ne supprimera le séton que lorsqu'il aura cessé de rendre.

RÉGIME.

Bonne et abondante nourriture, force promenades sur bon terrain, barbotage au moins une fois par jour à la farine d'orge et au sel de nitre.

Lorsque les écoulements auront cessé, on tiendra les sabots bien gras pendant longtemps, pour réparer les désordres que les eaux et les parties humides qu'ils ont reçues depuis longtemps n'auront pas manqué d'y apporter.

N. B. Si les eaux sont anciennes, et que le cheval soit âgé, si encore elles surviennent dans sa vieillesse, il y aura peu de chance de guérison. Si on fait disparaître cette affection un instant, elle reviendra ou se reproduira ailleurs sous un autre genre de maladie.

FICS OU POIREAUX.

Les fics ou poireaux sont à peu près la même affection que les eaux aux jambes, et subissent conséquemment à peu près le même traitement. Leur aspect extérieur représente des excroissances de chair, qui forment des bourgeons arrondis, de couleur grisâtre, plus ou moins gros et élevés, et souvent étroits à leur base.

Ils sont isolés ou réunis ; dans ce dernier cas, ils forment un furoncle appelé communément *grappe*. Il s'échappe de quelques-uns une humeur âcre et fétide ; enfin ils sont de la famille des eaux aux jambes, et dénotent un commencement d'âcreté de sang.

Négligés à leur origine, ils tourneront en eaux avec leurs conséquences.

Ces affections atteignent plus fréquemment l'âne ou le mulet.

TRAITEMENT.

Première période.

A leur commencement, et lorsqu'ils sont gros seulement comme des pois, on pratiquera sur les parties attaquées de fortes frictions au Moxa, deux jours de suite, une fois par jour, et on suivra en tous points le même traitement et le même régime que ceux qui viennent d'être indiqués plus haut pour les eaux aux jambes à leur commencement, première période.

Deuxième période.

Lorsque les fics ou poireaux représenteront de petites figues grisâtres, l'inflammation du tissu de la peau sera plus considérable, ainsi que les écoulements ; cette affection sera arrivée alors à sa deuxième période.

Les fics étant étroits à leur base, il faudra en faire l'amputation par la ligature, c'est-à-dire prendre un cordonnet de soie, serrer le fic à sa base, et l'attacher solidement, jusqu'à ce que cette ligature ait déterminé sa chute.

On fera sur ces fics et dans les interstices, une fois par jour, pendant deux jours, une application de Moxa, ainsi que sur toutes les parties enflammées.

Enfin on se conformera en tous points au traitement indiqué pour les eaux aux jambes arrivées à leur deuxième période (voir l'article ci-dessus Eaux aux jambes).

Le même régime et les mêmes purgations seront également observés, par séton, etc.

CREVASSES OU MULES TRAVERSINES.

Les crevasses ou mules traversines prennent leur siége dans le pli de la peau du paturon.

Là cette affection se développe, et un état ulcéreux cutané l'indique.

Ces crevasses sont les avant-coureurs des eaux, aussi recommandons-nous, de la manière la plus expresse, la stricte exécution des soins que nous allons prescrire pour éviter leur apparition.

TRAITEMENT.

On passera d'abord un long séton sous le ventre, on l'enflammera en imbibant le ruban de Moxa.

Pendant plusieurs jours, on fera des lotions dans le paturon avec le Topique.

Après que l'on aura fait pendant cinq ou six jours ces lotions, et lorsque le séton sera bien pris et rendra, on fera sur ces mêmes parties, que l'on aura lotionnées depuis quelques jours, une forte application de Moxa ; on la recommencera le lendemain pour la dernière fois.

Les crevasses céderont alors, et après que l'on aura bien nettoyé le paturon, dans un bain de son bien chaud, on fera trois fois par jour des frictions au Topique, jusqu'à ce que la peau soit devenue douce et unie, enfin jusqu'à ce qu'elle soit arrivée à son état normal, et que son tissu soit entièrement rétabli.

RÉGIME.

Suivre en tous points le même régime que celui indiqué à l'article précédent (Eaux aux jambes), et donner les mêmes purgations et barbotages.

CRAPAUDINE.

La crapaudine est encore de la famille des eaux aux jambes; seulement elle ne se place pas au même endroit que celles-ci.

On la remarque tout autour de la couronne, elle fait hérisser les poils qu'elle divise par parties, entre lesquelles se trouve une espèce de gale; un suintement d'une humeur infecte s'en échappe.

Vulgairement on appelle cette affection *teigne* ou *peigne*.

Négligée, elle se tournera en fic ou eaux ; elle indique déjà une âcreté de sang qu'il faut s'empresser de purger.

TRAITEMENT.

On devra procéder pour le traitement par les dérivatifs (séton enflammé sous le ventre), et par les purgatifs.

Enfin on suivra en tous points le même traitement et le même régime que pour les crevasses ou mules traversines.

ENTORSES OU EFFORTS DE BOULET.

L'entorse est le résultat de la distension de l'articulation du pied avec la couronne, ou du paturon avec le boulet.

Les faux pas, les faux points d'appui qui tordent les articulations, les descentes rapides parcourues à des allures vives, produisent cette affection, qui arrive encore lorsque l'on tourne un animal trop court avec vitesse.

Elle a lieu souvent dans les efforts que fait l'animal pour enlever une charge trop pesante, et si l'un de ses pieds est placé sur un terrain inégal ou glissant dans cette action.

Enfin cet accident arrive encore à un animal par les efforts qu'il peut faire pour dégager l'un de ses pieds retenu ou comprimé dans une or-nière, ou entre deux pierres.

L'animal indique son mal par une forte clau-dication (boiterie).

TRAITEMENT.

On déferrera l'animal, on parera le pied à fond, sans toucher ni aux arcs-boutants ni à la fourchette, pour éviter le resserrement des ta-lons, surtout pendant la fièvre qui aura lieu dans le pied.

On vérifiera et on sondera le pied à fond, puis on pratiquera une forte saignée en pince que l'on arrêtera avec un plumasseau imbibé de Topique.

On reposera le fer à quatre clous seulement, ayant soin de mettre sous la pince suffisamment d'étoupe pour opérer sur la saignée une forte compression afin d'éviter une cerise.

On tiendra le pied constamment gras, car il y aura fièvre, surtout si l'entorse est dans l'articulation du pied et de la couronne, et même dans celle du paturon ; cette fièvre dessécherait le sabot, qui alors comprimerait le petit pied, déjà gonflé par l'inflammation.

Après ces premiers soins, on fera trois fois par jour de fortes frictions au Topique Portugais pour ôter l'inflammation et la douleur (vertu, comme on l'a reconnu, du Topique : voir les Rapports).

Après quelques jours de ces premiers soins, l'inflammation calmée, comme il y aura eu distension des ligaments et des tendons, et qu'il conviendra de les resserrer, on fera deux jours de suite, une fois par jour, une forte friction au Moxa, depuis la couronne jusqu'au genou.

Quatre ou cinq jours après, et lorsque le Moxa aura produit son effet, on reprendra les frictions au Topique Portugais pour rétablir le tissu de la peau.

RÉGIME.

Comme il y aura séjour à l'écurie, on donnera des barbotages à la farine et au sel de nitre, et quelques lavements de temps en temps à la mixture préparée pour lavement (Pharm. domest.). Si le cheval est en bon état, on diminuera un peu sa ration; dans le cas contraire, on le maintiendra à son ordinaire.

LA FORME.

La forme, à son commencement, est une tumeur molle, qui devient dure et osseuse si elle est négligée.

Elle est placée à la couronne, près de l'articulation de celle-ci avec le pied.

Progressant toujours, et devenue volumineuse et osseuse, elle gêne l'animal dans ses mouvements et le rend boiteux.

Arrivée à ce degré, on n'obtient pas de parfaite guérison ; mais on améliore la position et on arrête les progrès.

TRAITEMENT.

La forme molle. — Première période.

A son commencement et encore molle, on tondra cette partie, et on y fera des frictions deux jours de suite, une fois par jour, avec le Moxa. Après quelques jours de cette application, on nettoiera la place à l'eau de son chaude au moyen d'un bain, puis on fera des frictions au Topique pour rétablir le tissu de la peau qui aura été ulcérée par ces frictions au Moxa.

Si après une quinzaine de jours cette tumeur a résisté, qu'elle soit toujours aussi grosse et encore molle, on pratiquera la ponction comme il va être expliqué avec détail, pour que le propriétaire ou son maréchal puisse la pratiquer sans danger.

De la Ponction. — Manière de la pratiquer.

On prend la pointe d'un bistouri, d'une grosse lancette, ou d'un fort canif bien affilé, avec le pouce et l'index, à environ 9 millimètres de la pointe, et on introduit cette partie de pointe dans la tumeur et à la partie inférieure de celle-ci, comme si on faisait une saignée à la lancette.

On pratiquera cette piqûre verticalement dans le sens du poil, et seulement de la largeur de la lame ; on pourra même se servir de la flamme pour cette opération.

Il découlera alors de cette ouverture une substance roussâtre. C'est cette liqueur qui, séjournant sous la peau, s'ossifie.

On videra bien cette tumeur en appuyant dessus en tous sens, et, au moyen d'un petit plumasseau d'étoupe mis au bout d'une sonde ou d'un petit morceau de bois, on introduira, sous la peau et dans tous les endroits laissés vides par l'écoulement de la substance, du Topique Portugais pour prévenir l'inflammation et faire reprendre la peau. Il cicatrisera aussi les quelques désordres qui auraient pu être occasionnés par la présence et la stagnation de la liqueur extraite.

On recommencera cette introduction de Topique Portugais deux ou trois jours de suite, en renouvelant le plumasseau que l'on aura maintenu à l'intérieur de la tumeur écoulée.

L'ouverture étant presque fermée, on fera

deux jours de suite, une fois par jour, sur la partie extérieure où était la tumeur ou la forme, une application par friction de Moxa, pour resserrer ces parties.

Quelques jours après, et cette application ayant produit son effet, on fera des frictions au Topique pour rétablir le tissu de la peau, et pousser à la reproduction du poil.

TRAITEMENT.

La forme osseuse. — Deuxième période.

La forme devenue osseuse, il n'y a d'espoir de la résoudre en partie qu'en ayant recours au feu.

Pour rendre cette opération facile et à la portée de tous, et encore pour ne pas tarer l'animal par un feu répandu sur toute cette partie, on procédera comme nous allons l'indiquer.

Ce moyen a toujours réussi, sinon à résoudre entièrement cette tumeur, au moins à la réduire à l'imperceptibilité, si elle n'est pas trop ancienne et le cheval trop vieux.

Sans abattre le cheval, et lui levant seulement le pied opposé à l'opération, on mettra, sur le milieu même de la tumeur osseuse, et au moins à 7 millimètres de profondeur , une pointe de feu, avec un cautère pointu ; on l'appuiera fortement de manière que, traversant la peau, elle pénètre et s'introduise dans la tumeur osseuse de la profondeur que nous avons indiquée plus haut.

Le cautère devra être étroit et appointi en rond ; de cette sorte il n'occupera pas beaucoup de place à la surface de la peau, et la pointe de feu sera presque invisible après la guérison.

On appliquera immédiatement sur la tumeur et en frictions, deux jours de suite, une fois par jour, le Moxa.

Il s'écoulera de cette pointe de feu de la

matière ; c'est cet écoulement qui réduira la tumeur osseuse.

Lorsque cette suppuration aura entièrement cessé, on fera sur cette tumeur, et indéfiniment, de fortes frictions au Topique Portugais, en les étendant tout autour de la couronne et du paturon pour raffermir et rétablir le tissu de la peau.

RÉGIME.

On promènera le cheval ou on le fera travailler.

MOLETTES.

Les molettes sont de petites tumeurs qui apparaissent au-dessus du boulet, à la face interne ou externe de l'une ou de plusieurs de ses jambes.

A leur commencement, elles ont la forme de noisettes ; mais négligées, elles deviennent plus grosses, et rendent l'animal boiteux après des courses longues à des allures vives.

TRAITEMENT.

A leur commencement, on fera pendant plusieurs jours, trois fois par jour, et surtout au retour à l'écurie, de bonnes et fortes frictions au Topique Portugais : elles arrêteront déjà les progrès et enlèveront l'inflammation et la douleur.

Pendant tout le temps que le cheval restera à l'écurie dans l'intervalle de ses travaux, on lui enveloppera les boulets avec de longues bandes de flanelle, imbibées de Topique Portugais, en les serrant fortement.

Si les molettes sont arrivées à une certaine grosseur, plus grosses, par exemple, qu'une noisette, on aura recours à la ponction que l'on pratiquera de la même manière qui vient d'être indiquée à la première période de la forme (*Forme molle*), et on suivra en tous points

et très-exactement dans tout son entier, ce qui
y est prescrit.

TROISIÈME PARTIE.

Affections aux jambes, à partir du boulet jusqu'au genou et jusqu'au jarret.

SUROS.

Le suros est placé entre le boulet et le genou,
sur la face de l'une des jambes de devant.

Il sera traité de la même manière que la
forme osseuse, à l'exception qu'il faudra plusieurs pointes de feu et moins profondes.

ÉPARVINS.

L'éparvin est placé à la face interne du jarret.

A son commencement, on tondra la place de très-près et on y appliquera, deux jours de suite, une fois par jour, le Moxa.

Quelques jours après, et lorsque cette application aura produit son effet, c'est-à-dire qu'il n'y aura plus de suintement, on nettoiera la place, et on fera plusieurs jours des frictions au Topique Portugais pour rétablir le tissu de la peau et pousser à la reproduction du poil.

Après un mois ou six semaines, si le mal persiste, on aura recours au feu.

RÉGIME.

L'animal pourra travailler à des travaux doux et qui ne demandent pas d'efforts.

On lui maintiendra donc sa ration ordinaire,

seulement pendant les deux jours de l'application du Moxa ; on le fera bien barboter à la farine d'orge et au sel de nitre pour pousser aux urines.

COURBE.

La courbe se place aussi aux jarrets, et demande absolument le même traitement que la forme osseuse (voir cet article).

VESSIGNONS.

Le vessignon se trouve placé au jarret, à la face interne ou à la face externe, comme aussi au-dessus du genou, à la face externe.

Il ressemble à une grosse molette et augmente progressivement comme celle-ci.

Le vessignon reste toujours mou ; aussi on y pratiquera la ponction de la même manière qu'il est dit et indiqué à l'article Forme molle, première période, et on suivra absolument le même traitement qui y est indiqué après la ponction.

ENGORGEMENT DES TENDONS.

Le traitement de l'engorgement des tendons est facile et simple pour en arrêter les progrès et produire sa réduction.

Trois fois par jour, et surtout au retour à l'écurie, on fera des frictions au Topique Portugais.

Les frictions au Topique enlèveront l'inflammation et la sensibilité.

Après quelques jours de ces frictions, la place étant bien tondue, on fera, au moyen de deux frictions, une un jour, l'autre le lendemain, une application de Moxa.

L'effet produit, c'est-à-dire neuf ou dix jours après, on reprendra les frictions au Topique Portugais pour le rétablissement du tissu de la peau.

QUATRIÈME PARTIE.

ALLONGE.

On appelle allonge un tiraillement ou une distension plus ou moins forte, dans l'une des hanches et à l'une des articulations, à l'endroit appelé la *noix*.

L'animal est exposé à cette affection dans des efforts surnaturels qu'il fait, soit en retenant de trop fortes charges en descendant des côtes, soit en les descendant à une allure trop vive, soit en glissant en tournant trop court avec vitesse, soit en sautant, soit enfin en tombant avec une charge et en faisant des efforts pour se relever.

TRAITEMENT.

Après s'être bien assuré que la boiterie est bien dans la hanche, parce que l'on aura vérifié le pied, le boulet et le jarret, on placera à l'endroit de l'articulation dit la *noix*, un cautère anglais bien enflammé par l'imbibition que l'on fera avec du Moxa.

Nous allons expliquer ce que c'est qu'un cautère dit *anglais*, comment il se fait et comment on le pose.

L'opération est facile si l'on veut lire avec soin et attention ce qui va suivre.

DU CAUTÈRE ANGLAIS.

On appelle *cautère anglais* un morceau de cuir découpé en rond, d'un diamètre de huit centimètres, au milieu duquel on percera un trou de la grandeur d'une pièce de dix centimes.

Le cuir aura, au plus, une petite ligne d'épaisseur (cuir à l'eau ou cuir gras).

On prendra de la filasse longue et on enroulera ce morceau de cuir tout au pourtour, la filasse passant dans le trou pour venir repasser sur le bord circulaire extérieur, de manière à ménager le trou pour qu'un doigt puisse y passer à l'aise.

C'est par ce trou que la matière prendra écoulement, et c'est aussi par lui que l'on introduira le Moxa pour ranimer de temps en temps le cautère du côté qui se trouve collé sur l'articulation. Souvent par ce trou on introduira encore le doigt pour vider le cautère chaque fois qu'on le pansera, c'est-à-dire au moins une fois par jour, avec une éponge et de l'eau chaude.

Le cautère étant ainsi préparé et enflammé, comme il est dit plus haut, on entravera seulement le cheval, l'opération n'étant pas douloureuse ; on pincera la peau avec les doigts, de manière à la soulever et à en faire un pli transversal, et avec le bistouri on fendra cette peau ainsi pliée et bien à l'endroit de la noix.

Cette coupure de peau sera faite verticalement, et d'une longueur proportionnée au cautère préparé.

Cette ouverture ainsi pratiquée à la peau, on prendra l'aiguille à séton, et avec la partie de celle-ci qui forme la lame, le côté rond cintré de cette lame ou le dos de cette lame, en dessous, on soulèvera la peau à droite et à gauche en demi-rond de chaque côté de l'ouverture, demi-rond égal à la moitié du diamètre du cautère, pour que celui-ci soit logé ainsi, moitié à droite, moitié à gauche, de sorte que le trou rond qui aura été ménagé dans le morceau de cuir se trouvera juste en face l'ouverture de la peau que l'on vient de pratiquer.

La peau étant ainsi détachée et soulevée, on introduira le cautère, qu'il faudra plier un peu pour faciliter son entrée; mais on le retendra comme il faut bien à plat, une fois logé.

Le cautère une fois posé, on appliquera de

suite une charge sur la noix même, et on l'étendra en cercle d'environ 33 centimètres de diamètre dont le point de centre sera l'ouverture du cautère.

La charge consistera en une forte friction (le poil ayant été tondu), composée de Moxa.

Cette charge sera recommencée vingt-quatre heures après.

Les choses resteront en cet état vingt à vingt-cinq jours au plus.

Pendant ce temps, on aura eu soin de bien nettoyer le cautère et de le raviver tous les trois ou quatre jours, surtout dans les derniers temps. On le ravivera avec l'agent que l'on aura employé pour les charges.

Le cautère ne rendant plus du tout, on le supprimera en retirant le cuir, et on nettoiera au Topique la place qu'il aura laissée vacante pendant plusieurs jours, et on fera en même temps à l'extérieur des frictions avec cette liqueur sur la place où aura été posée la charge.

Ces frictions seront continuées plusieurs fois

par jour jusqu'au parfait rétablissement du tissu de la peau, et aussi pour hâter la reproduction du poil.

RÉGIME.

Bonne nourriture, pas trop abondante, pas de travail ; on promènera l'animal, mais on aura soin de toujours le faire tourner sur la main opposée au membre malade.

Barbotages au sel de nitre et à la farine d'orge fréquemment, et surtout les jours où on aura appliqué les charges.

ÉPAULEMENT.

L'épaulement est une contusion ou foulure que l'animal aura éprouvée, soit dans le passage d'une porte, soit en passant à côté d'une voiture et en la heurtant, soit enfin en rencontrant, étant lancé, tout autre obstacle résistant avec l'une de ses épaules.

TRAITEMENT.

Pendant quelques jours et pour ôter l'in-flammation et la douleur, on fera des frictions trois fois par jour, au Topique, sur toute la face de l'épaule, et principalement à la pointe de celle-ci.

On tondra la place pour que ces frictions puissent bien pénétrer : on fera ces frictions trois fois par jour.

Si le choc n'a pas été trop fort, ce premier traitement suffira ; mais si on n'aperçoit pas de mieux, on placera, à la pointe même de l'épaule, un cautère anglais comme il vient d'être expliqué à l'article précédent (Allonge), et on le pansera de même.

Aussitôt ce cautère posé, on fera sur toute la face de l'épaule, et surtout à la pointe de celle-ci, deux fortes charges, aussi comme il est dit au même article (Allonge).

On attachera le cheval de manière qu'il

ne puisse se coucher autant que possible, pour que les efforts qu'il ferait pour se relever ne viennent pas nuire au traitement et à l'amélioration de sa position.

RÉGIME.

On fera suivre à l'animal le même régime que celui indiqué à l'article qui précède (Allonge).

FAUX ÉCART.

Le faux écart arrive par une glissade, ou par des efforts que l'animal aura faits pour retenir une trop forte charge, ou bien parce qu'il aura descendu une pente à trop grande vitesse, et qu'il aura écarté ainsi dans un revers, l'un de ses membres de devant outre mesure. Il peut encore arriver en tournant trop court avec vitesse, ou bien enfin parce que l'animal se sera relevé d'une chute avec trop de promptitude.

Certains chevaux ont l'habitude de mettre leurs pieds de devant dans la mangeoire, et ne peuvent plus remettre leur pied à terre, d'autres en se dressant et sautant sur un autre cheval, souvent un pied reste sur la croupe et produit un écartement.

TRAITEMENT.

Le traitement est le même que celui indiqué à l'article Épaulement ; il n'en diffère qu'en ce sens qu'au lieu d'un cautère anglais, on passera un séton bien enflammé en imbibant le ruban avec le Moxa à l'avant-cœur, sous l'aisselle, tout près de la jambe ; il devra être ontinu comme il est dit à l'article Dépôt de gale, pour pouvoir le ranimer souvent avec l'agent dont on se sera servi d'abord pour l'animer. Mêmes charges qu'à l'épaulement.

REGIME.

Le cheval ne sortant pas, on diminuera sa ration ordinaire; on lui donnera des barbotages à la farine d'orge et au sel de nitre. Promenades sur un terrain uni, et tourner toujours sur la bonne jambe, c'est-à-dire à la main opposée au membre malade.

On attachera l'animal au râtelier, pour qu'il ne se couche pas, car les efforts qu'il ferait pour se relever seraient nuisibles au progrès de sa guérison. Cette position pourrait lui donner un peu de fièvre, on lui donnera en conséquence un lavement à la mixture de la pharmacie domestique tous les matins.

TOUR DE REINS.

Le tour de reins est occasionné par des efforts surnaturels qu'aura faits l'animal, soit en portant une charge trop pesante, soit en descendant une côte, et en retenant une charge trop lourde. Il survient encore à l'animal en sautant, ou en tournant trop court à des allures vives.

Dans tous les cas il y aura tiraillement et distention.

TRAITEMENT.

On tondra la place qui se trouve entre la croupe et la place de la sellette, à l'endroit des rognons, alors on fera les deux charges prescrites à l'article Allonge, et on suivra absolument le même traitement (moins le cautère anglais ; il n'y a pas lieu).

Pendant le traitement, on empêchera le cheval de se coucher par les moyens que nous avons indiqués, en le maintenant attaché au râtelier. Il ne se relèverait pas, ou très-difficilement, et les efforts qu'il ferait pour y parvenir détruiraient tout ce que le traitement aurait déjà pu faire d'amélioration.

RÉGIME.

Aussitôt après les charges, il faudra donner

continuellement à barboter au cheval à la farine d'orge et au sel de nitre, pour le forcer à uriner, surtout pendant les neuf premiers jours durant lesquels on ne lui donnera que de la bonne paille, peu de foin et du son humecté avec de l'eau fortement salée.

Après ces neuf jours, on lui donnera une demi-ration d'avoine tout au plus.

L'animal ne sortira pas au moins pendant quinze jours, après lesquels on commencera de petites promenades, et on tournera très-doucement en décrivant un long cercle. Pendant ce séjour prolongé à l'écurie, on lui donnera un lavement tous les jours à la mixture de la pharmacie domestique.

CINQUIÈME PARTIE

Affections qui surviennent aux pieds : leurs causes.

JAVARTS.

Les javarts sont des tumeurs phlogistiques et douloureuses qui tournent en fistules.

Il y a quatre espèces de javarts, qui prennent leur qualification chacun d'après la place qu'il occupe.

On attribue ces javarts à une infinité de causes nombreuses et variées.

Les boues âcres, les fumiers, les urines et

les lieux humides dans lesquels marchent ou séjournent trop longtemps les chevaux, donnent, le plus souvent, lieu au javart cutané.

Le javart tendineux est produit par les mêmes causes.

Les atteintes, les coups au sabot, produisent le javart encorné et cartilagineux.

Une piqûre, une enclouure, un clou de rue dont on aura négligé de ruginer le fond, prennent souvent des caractères graves qui font souffler la matière au poil et donnent encore lieu au javart encorné ou cartilagineux.

En effet, ces coups ou piqûres auront fait naître de la matière à l'intérieur du pied ; celle-ci, ne trouvant pas de jour pour son écoulement, s'élève de l'intérieur du pied, sort et s'échappe par la couronne, ce qui s'appelle souffler au poil. Mais avant qu'elle soit parvenue à se frayer un chemin, elle a opéré à l'intérieur du pied de grands ravages et des décollements souvent considérables. Les bleimes négligées les produisent aussi.

JAVART CUTANÉ.

Le javart cutané, que l'on appelle communément *javart simple*, a son siége à la couronne et dans la peau même ; il forme une espèce de phlegmon plus ou moins gros.

TRAITEMENT.

Sans attendre que cette tumeur perce d'elle-même, on activera la chute du bourbillon en y appliquant des cataplasmes de son bien cuit, et ainsi préparés (le son devra être très-épais).

Le son étant étendu sur une toile à une épaisseur de 11 millimètres, on le laissera refroidir pour que le cheval puisse l'endurer.

Sur le milieu de ce son étendu, on placera un morceau, gros comme un petit œuf, de graisse de porc fondue, on l'étalera à l'épaisseur d'environ 9 ou 11 millimètres.

On hachera un ou deux blancs de poireau bien fin, qu'on placera sur cette graisse.

Le cataplasme ainsi préparé, on l'appliquera sur le mal, de manière que la graisse et le poireau haché se trouvent bien sur la tumeur.

Pour fixer ce cataplasme, nous engageons à employer la ligature de caoutchouc pour celle qui devra entourer le paturon, car la corde ou le ruban qui serrerait le paturon, s'opposerait à la circulation du sang et amènerait un engorgement : nouvelle complication du mal !

Après vingt-quatre heures ou quarante-huit heures, le bourbillon se détachera et restera même au cataplasme en enlevant celui-ci.

Il faut que le bourbillon tombe naturellement et, s'il ne vient pas avec le cataplasme, on fera prendre un bain à l'eau de son ou de mauves assez chaud. Ce bain le détachera ; sinon on réappliquera un nouveau et semblable cataplasme encore pour vingt-quatre heures.

Ce bourbillon ainsi tombé de lui-même, le cheval sera soulagé.

On nettoiera la place qu'il aura laissée avec du Topique Portugais : on en fera des lotions trois fois par jour sur la plaie, et des frictions sur toute la couronne et au paturon.

RÉGIME.

L'animal dans cette position pourra avoir un peu de fièvre : on le tiendra donc à une faible ration ; mais on le fera barboter au moins trois fois par jour à la farine d'orge et au sel de nitre, quelques lavements à la mixture de la pharmacie domestique.

On le remettra à sa ration aussitôt la chute du bourbillon ; on le promènera d'abord, et quelques jours après il reprendra ses travaux.

Une litière toujours fraîche et propre.

JAVART TENDINEUX.

Le javart tendineux est ainsi nommé à cause

de la place qu'il occupe sur les tendons, ou dans le tissu qui les enveloppe.

Il est souvent douloureux, produit beaucoup d'engorgement, et opère quelques ravages sans suites fâcheuses, si la maladie est traitée de suite.

TRAITEMENT.

On appliquera d'abord pendant quelques jours des cataplasmes comme nous venons de les prescrire à l'article précédent (Javart cutané); on les maintiendra de même. S'il n'était pas possible de maintenir des cataplasmes, on ferait prendre des bains à l'eau de son ou à l'eau de mauves, plusieurs fois par jour.

Si on n'obtient pas un aboutissement naturel, il faudra avoir recours à l'ouverture par l'outil.

On s'assurera que la tumeur est mûre, en tâtant bien la place gonflée ; et, à l'endroit le plus mou, on donnera un coup de bistouri de bas en haut, pour donner de l'écoulement à la matière ; car, si on la laissait séjourner, elle ferait des ravages qui occasionneraient de grands désordres.

Cette opération faite, on introduira du Topique Portugais dans la plaie, plusieurs fois par jour, et on fera des frictions, chaque fois, tout autour de la jambe, pour resserrer le tissu de la peau.

L'animal pourra travailler bientôt.

RÉGIME.

Pendant le temps que cet abcès mettra à aboutir, le cheval souffrira ; on suivra donc le même régime qu'à l'article précédent (Javart cutané simple).

JAVART ENCORNÉ.

Le javart encorné est très-dangereux si on ne le traite pas de bonne heure.

Son foyer est au biseau, c'est-à-dire à la jonction de la peau et de la corne; il s'y forme des fistules qui tendent à se multiplier et d'où s'écoule une matière liquide.

TRAITEMENT.

On sondera d'abord la fistule avec la sonde, mais de préférence avec une plume de poule, molle et nouvellement arrachée; par ce moyen on ne fera pas de déchirements comme cela pourrait avoir lieu avec la sonde.

On introduira cette plume, par le bout du tuyau, bien entendu, et on l'enfoncera doucement dans la direction qu'elle voudra prendre.

En vérifiant ainsi cette fistule, on en connaîtra la profondeur et on connaîtra aussi sa direction, à savoir si elle suit une ligne droite, ou courbe, ou bifurquée.

S'il n'y a pas de décollement à la paroi on fera le pansement suivant :

On préparera un plumasseau long et étroit en charpie, composé de fils longs et non interrompus, pour qu'en retirant le plumasseau, il n'en reste pas dans la fistule, ce qui y maintiendrait un foyer de suppuration.

On imbibera ce plumasseau de Topique et on l'introduira dans la fistule jusqu'au fond, toujours avec la plume; on frictionnera à l'extérieur, matin et soir, avec la liqueur en renouvelant le plumasseau.

On cicatrisera ainsi à l'intérieur sans produire d'inflammation, et on arrivera promptement à la guérison.

Cependant après quatre ou cinq jours, si l'écoulement de la fistule persiste, on imbibera le plumasseau avec le Moxa et on le renouvellera deux fois seulement.

Si, contre toute attente, cet écoulement continuait, ce sera signe que la fistule suivait une ligne courbe ou bifurquée, et que la plume ni le plumasseau n'auront pas atteint le fond. Dans cette position on fera sur la fistule l'application d'une pointe de feu introductive, le cautère arrondi et étroit, pour en rechercher le fond.

On épuisera ces trois moyens pour tâcher d'éviter l'opération, qui tient fort longtemps le cheval inactif, et laisse toujours après elle des défectuosités au pied et une tumeur à la couronne qui gêne le cheval et le tare. On devra donc bien voir si le cheval vaut la peine et la dépense.

Cependant si, contre toute attente, l'opération devient nécessaire, une fois qu'elle sera pratiquée, on imbibera les plumasseaux du pansement avec du Topique Portugais qui activera de moitié du temps la cicatrisation et le repoussement de la corne. Pansé ainsi au Topique, le cheval n'aura pas de fièvre de réaction (voir à la fin de cet ouvrage le rapport de M. Moutonnet père, médecin vétérinaire distingué de Paris, membre de plusieurs sociétés de science et arts, etc.).

On arrosera le pansement à l'extérieur pour faire pénétrer la liqueur jusqu'à la plaie, une fois par jour; on pourra lever le premier appareil après quatre ou cinq jours au plus, et on imbibera le deuxième de même.

RÉGIME.

Pendant les premiers pansements susindiqués, même nourriture que de coutume, mais barbotage à la farine d'orge et au sel de nitre, quelques lavements à la mixture de la pharmacie domestique pour prévenir la fièvre.

JAVART CARTILAGINEUX.

Le javart cartilagineux se distingue par une douleur très-vive, fait presque toujours boiter l'animal ; il y en a cependant qui ne boitent pas du tout.

L'humeur qui découle de la fistule profonde que l'on y remarque, provient de la carie du cartilage ; elle est puriforme et souvent mêlée de parcelles verdâtres, débris du cartilage.

TRAITEMENT.

On procédera comme il vient d'être dit à

l'article précédent (Javart encorné) pour tâcher d'arriver à éviter l'opération ; si cependant elle a lieu, nous conseillons les mêmes pansements qui sont indiqués audit article.

ATTEINTE ENCORNÉE.

L'atteinte encornée est produite par les mêmes causes que l'atteinte simple ; elle diffère de celle-ci en ce qu'elle est plus forte, plus profonde et plus dangereuse, en ce sens que le tissu réticulaire aura été meurtri.

TRAITEMENT.

On coupera avec les ciseaux courbes les bavures ou les lèvres de la plaie pour les rafraîchir, et on enlèvera la partie de corne qui serait détachée et soulevée.

On nettoyera soigneusement la plaie avec un tampon d'étoupe imbibé de Topique Portugais.

On placera sur cette plaie un fort plumasseau imbibé de la même liqueur, et on l'y maintiendra avec une ligature ordinaire de ruban. On arrosera plusieurs fois par jour, sans lever l'appareil, en versant le Topique entre le tampon et la plaie.

Si après cinq ou six jours la plaie n'est pas fermée, et qu'il s'en écoule encore une substance claire et gluante, il faudra faire le même pansement; seulement on imbibera les plumasseau et tampon de Moxa au lieu de Topique et sans faire d'irrigations avec celui-ci.

Après deux jours, nouvel appareil au Topique.

La plaie sera bientôt fermée, et l'écoulement aura cessé; on continuera néanmoins les frictions et imbibitions au Topique jusqu'à l'entière guérison du tissu de la peau.

SEIME.

La seime est une division que l'on aperçoit à l'un ou à plusieurs des pieds.

On la désigne d'après la place qu'elle occupe.

Celle qui a son siége de la pince à la couronne, est nommée *seime en pied de bœuf*, parce que le sabot est divisé par elle en deux parties. Elle a presque toujours lieu aux pieds de derrière.

Aux pieds de devant, elle se place au quartier interne, qui, étant le plus faible, est le plus exposé à cette affection.

On nomme cette seime *seime quarte*.

Les pieds d'une nature sèche et privés dès lors de leur élasticité, si nécessaire pour avoir de bons sabots, sont les plus exposés à cette sorte d'accident.

La chaleur, la grande sécheresse, contribuent à rendre la paroi sèche et fendillée ; c'est ce que nous avons remarqué sur nos chevaux que nous avons transportés en 1853 de France en Portugal pour le service des postes de ce pays.

La douleur devient d'autant plus grande que les deux parties de la paroi divisée, en s'écartant et se rapprochant dans les mouvements du cheval, pincent le petit pied. Ces pinçons établissent des meurtrissures; il s'en échappe du sang ou il en reste qui se coagule, tourne en humeur, et y forme des dépôts qui opèrent de grands ravages.

Cette division de la muraille laisse aussi pénétrer des graviers, des urines, des eaux âcres qui viennent aussi contribuer à l'inflammation du petit pied. Tous ces corps étrangers amènent enfin de la fièvre dans cette partie; elle augmente la sécheresse du sabot, de sorte que l'on ne saurait trop tôt apporter remède à cet état de choses, à peine de grandes et funestes complications.

SEIME EN PIED DE BŒUF.

TRAITEMENT.

Pour traiter cette affection, et parvenir à rétablir la réunion de la muraille, on fera l'opération suivante, qui est facile et simple.

Le pied étant déferré, on rapera la paroi transversalement sur la seime même.

On amincira ainsi cette partie presque des deux tiers de son épaisseur primitive, surtout à la partie supérieure du sabot pour diminuer la compression sur cette partie, et éviter les cerises qui ne manqueraient pas de survenir sans cette dépression préalable.

Ensuite avec la rénette on creusera une entaille de forme de V depuis le bas jusqu'au haut de la seime, jusqu'à la couronne enfin.

Le fond de cette entaille ne sera pas poussé plus loin qu'à la rosée, et arrivé à cette partie on agira très-doucement. S'il en suinte du sang rose on s'arrêtera à ce point ; puis, en continuant du haut vers le bas, on examinera attentivement s'il ne suinte pas, au lieu de sang, une liqueur roussâtre ou même de la matière, ce qui indiquerait la présence d'abcès en cet endroit : alors on ira plus profondément pour faire jour à ces substances et les faire sortir. On fera l'entaille en V plus profonde vers le milieu que sur les bords, c'est-à-dire à l'endroit même de la seime.

Cette opération faite, on appliquera sur le fond de l'entaille un plumasseau d'étoupe imbibé de Topique; par-dessus ce plumasseau on placera encore d'autres tampons d'étoupe de manière à bien remplir l'entaille et bien au-dessus du niveau des bords de la paroi entaillée, on appuiera fortement ces tampons, on les maintiendra avec une ligature de ruban fortement serrée, de manière à obliger les tampons d'étoupe à faire une pression sur le fond de l'entaille pour éviter les cerises.

On fera plusieurs tours au ruban, et on l'attachera solidement pour qu'il empêche le sabot de se désunir dans les mouvements du cheval.

On arrosera plusieurs fois par jour cet appareil avec la liqueur, en la versant en haut du sabot pour qu'elle arrive à la plaie.

Après quelques jours l'inflammation aura disparu, la douleur aura diminué.

On lèvera l'appareil que l'on remplacera par un autre en tout semblable ; on continuera de ligaturer solidement ; on arrosera toujours jusqu'à la reproduction suffisamment épaisse de la nouvelle corne.

De chaque côté de la seime, on tiendra le pied gras sans laisser arriver la graisse jusque dans l'ouverture, elle s'opposerait à l'action du Topique.

Lorsque l'on sera arrivé à une reproduction de corne un peu épaisse, on continuera un appareil ; mais alors on imbibera les plumasseaux de graisse ou d'onguent de pied ; on maintiendra la ligature toujours fortement serrée. Le cheval pourra travailler, et dans ce cas nous conseillons de remplacer le ruban par une courroie et une boucle, celle-ci garantie en dessous par un morceau de cuir pour qu'elle ne fasse pas d'entamure à la couronne.

Revenant à l'opération au moment où est

pratiquée l'entaille ; on aura d'abord paré le pied, on aura abattu les talons presque jusqu'au sang ; on aura échancré la pince du pied de manière que la partie du bas de l'entaille en V ne porte pas du tout sur le fer.

On aura forgé un fer sans crampons dont la pince épaisse sera prolongée en carré de manière qu'il y ait beaucoup de garniture en pince ; cette ferrure est la plus avantageuse et la plus facile à exécuter.

De chaque côté du carré de la pince, on élèvera des pinçons qui affermiront le sabot et serviront très-utilement, en ce sens qu'ils s'opposeront à une nouvelle séparation du pied, lors de la reprise des travaux surtout.

Le cheval étant ainsi ferré, dès le jour même de l'opération, il pourra travailler dès que l'on sera arrivé à remplacer la ligature par la courroie, comme il vient d'être dit plus haut ; seulement on évitera les travaux pénibles et les efforts pour démarrer, car le cheval se cramponnant au sol avec les pieds de

6.

derrière pourrait faire ouvrir de nouveau la seime **et** détruirait ainsi, en un instant, tout ce qui aurait déjà été réparé.

Nous recommandons encore de la manière la plus expresse de veiller avec soin au fer du pied malade et de ne pas le laisser user en pince plus de la moitié ; car en perdant son épaisseur, il diminuerait sa force et ploierait, ce qui dérangerait de nouveau les deux parties du sabot réunies de nouveau seulement par une faible épaisseur de corne. Il serait aussi bien dangereux que le cheval perdît son fer et fît même quelque pas, nu-pieds.

RÉGIME.

Nourriture saine, demi-ration pendant les premiers jours, barbotage au sel de nitre et à la farine d'orge. Après le second appareil, on promènera le cheval sur un terrain propre et uni. On aura soin de le tenir sur une litière constamment propre et fraîche.

SEIME QUARTE.

TRAITEMENT.

On fera, à la rape et à la rénette, la même opération que celle qui vient d'être indiquée à l'article ci-dessus (Seime en pied de bœuf).

On fera les mêmes pansements et on ferrera comme suit :

On appliquera sur le pied malade un fer à planche, dont la branche correspondante à la seime sera privée d'étampures et ne portera pas sur la paroi où est la seime.

On aura soin en parant le pied de ne pas toucher à la fourchette, afin que, laissée de toute sa hauteur, elle dépasse les talons et vienne ainsi prendre un point d'appui sur le milieu de la planche et par là soulager le talon malade.

BLEIMES.

La bleime est souvent le résultat d'accidents occasionnés par une ferrure mal ajustée qui porte sur la sole, ou par une ferrure usée et qui, devenue mince, perd son ajusture et vient poser sur la sole.

Des cailloux qui s'introduisent sous le fer et y séjournent, viennent aussi blesser et fouler la sole.

Ces divers cas occasionnent sous la sole, le plus souvent dans les talons, un amas de sang qui s'y coagule, et si la pression a été forte et a duré longtemps, on doit craindre un amas de sang plus considérable et qui, par sa stagnation, se sera tourné en matières et aura déterminé une bleime suppurée.

Dans ce dernier cas, la boiterie est plus forte que dans la bleime sèche, et si on ne s'empresse d'y porter remède, on aura une complication du soulèvement d'une partie de la sole et du décollement de la muraille.

La gangrène peut s'ensuivre, faire de grands ravages à l'intérieur du pied et, attaquant le cartilage latéral, faire dilater le tendon perforant.

Souvent la matière souffle au poil et on peut craindre l'apparition d'un javart cartilagineux.

TRAITEMENT.

Le cheval déferré, on parera le pied à fond, ayant soin de ne pas toucher à la fourchette qui va être nécessaire à la ferrure.

On sondera les talons avec la rénette, et on ira légèrement jusqu'à la rosée.

La sole ainsi amincie en cet endroit changera de couleur, on y verra un léger épanchement de sang caillé, répandu sur une surface plus ou moins grande.

S'il n'apparaît pas de matière, ce sera une

bleime sèche ; il suffira de tenir le pied bien gras, par un cataplasme de son cuit avec de la graisse ; on fera un petit pansement avec un plumasseau imbibé de Topique Portugais sur la partie découverte. On placera le fer que nous allons indiquer avant de mettre le cataplasme, et il suffira pour maintenir l'étoupe imbibée de liqueur sur la bleime.

Pour préserver la partie malade de tout appui douloureux et qui compliquerait la foulure de la sole déjà amincie, on appliquera un fer à planche, prenant bien pour point d'appui la fourchette, de manière que le talon où est la bleime ne porte pas sur la branche du fer.

Après trois ou quatre jours, on retirera le plumasseau, sans déferrer le cheval, et on introduira, à la place qu'il occupait, de la graisse et de préférence de l'onguent de pied. L'animal pourra travailler dès ce moment. Régime ordinaire et barbotage.

BLEIME SUPPURÉE.

TRAITEMENT.

Agissant avec la rénette, comme on l'a expliqué à l'article précédent, et arrivé à la rosée, si au lieu de voir suinter du sang rose on aperçoit sortir une eau roussâtre, ce sera une bleime suppurée.

On continuera alors de diminuer la sole avec la rénette, afin de découvrir tout le mal.

On enlèvera toutes les parties soulevées de la sole.

La bleime ainsi mise à jour, et les parties qui l'environnent bien amincies tout autour à son approche, pour éviter toute compression qui amènerait une cerise, on y appliquera un ou plusieurs plumasseaux imbibés de Topique Portugais. On les appuiera bien pour former pression sur la plaie.

Le fer à planche, qui sera posé simultané-
ment, maintiendra déjà ce pansement que l'on
assujettira encore avec de la ligature passée
plusieurs fois sous le fer et autour du pied,
vers la couronne.

On arrosera souvent l'appareil, en intro-
duisant par le haut la liqueur qui aura déjà
imbibé les plumasseaux, et pour cela, on
écartera un peu le ruban pour lui donner
passage.

Un cataplasme gras, comme il est dit et indiqué ci-dessus, sera maintenu au pied.

Après cinq ou six jours on lèvera l'appareil,
et si la corne nouvelle est déjà un peu forte,
et qu'il n'y ait plus du tout de parties vives
découvertes, on pourra ne pas replacer l'appareil, mais on continuera à tenir le pied
gras, à l'onguent de pied, surtout dans la partie où était la bleime.

Enfin, cette partie opérée tout à fait soli-
difiée, on fera reprendre au cheval des travaux sur un terrain propre et non pierreux,

pour qu'il n'y ait pas de nouveau des amas de corps étrangers sous le fer, et surtout à l'endroit de la bleime, qui reparaîtrait facilement si la place était foulée à nouveau.

On maintiendra un fer à planche pendant deux ferrures si le cheval use beaucoup.

RÉGIME.

On suivra exactement le même régime qu'à l'article précédent (Bleime sèche).

FOURCHETTE ÉCHAUFFÉE.

La fourchette échauffée se remarque à un suintement d'une humeur noirâtre et fétide qui s'amasse et séjourne dans le vide de la fourchette.

Ce mal négligé amènerait la pourriture de la fourchette.

La fourchette s'échauffe lorsqu'on néglige

trop longtemps de parer le pied et qu'on laisse pousser beaucoup de corne.

Elle s'échauffe principalement, lorsque le cheval habite des lieux humides, malpropres, dans le fumier et dans l'urine.

Les causes connues, on y remédiera déjà en les faisant disparaître, pour qu'elles ne donnent plus lieu à cette affection.

TRAITEMENT.

Aussitôt le mal aperçu on déferrera le cheval, on parera le pied, en abattant assez de corne pour mettre bien à découvert l'endroit où séjourne la matière, et toutes les cavités d'où elle suinte.

On bassinera après cela la fourchette avec le Topique Portugais, et l'on réitérera ces lotions deux ou trois fois par jour jusqu'à ce qu'il ne sorte plus de matière puriforme. En quelques jours, ce traitement aura produit son effet et le **mal** aura disparu.

Cette affection est susceptible de se reproduire ; cependant on éviterait la réapparition, si on avait soin de nettoyer souvent le milieu interne de la fourchette avec du Topique et d'y introduire pour une nuit, avec la pointe d'un couteau, un plumasseau imbibé de Topique Portugais.

FOURCHETTE POURRIE.

L'affection de la fourchette pourrie est du même genre que celle de la fourchette échauffée, elle en est la conséquence, et a atteint un degré d'altération bien plus élevé.

Cette maladie est signalée, comme le nom qu'on lui a donné l'indique, par une espèce de pourriture qui se produit à la fourchette devenue molle et qui, finissant par être détruite jusqu'au vif, répand une humeur noire d'une odeur fétide.

Arrivée à un certain degré, cette affection occasionne au cheval une démangeaison considérable et incessante, qui l'oblige à frapper du pied continuellement la terre.

La fourchette pourrie a les mêmes causes que la fourchette échauffée, mais le degré supérieur d'altération qu'elle a sur cette dernière, indique suffisamment que les causes externes ne sont pas les seules qui l'ont produite, et il faut reconnaître dès lors que l'âcreté du sang y joue un rôle. Aussi allons-nous indiquer un traitement qui opère à la fois et à l'extérieur et à l'intérieur, comme dérivatif et dépuratif, ce que nous avons fait à l'article Eaux aux jambes, auquel on devra se reporter afin de le suivre exactement en tous points ; car la fourchette pourrie est l'avant-coureur du crapaud que l'on évitera en suivant exactement ces prescriptions :

TRAITEMENT.

Le cheval déferré, on parera le pied à fond, et on enlèvera entièrement la fourchette.

On appliquera un appareil composé de plumasseaux imbibés de Moxa.

On maintiendra cet appareil, bien comprimé avec un vieux fer à planche, et de la ligature passée sous celui-ci et tournée plusieurs fois autour du sabot.

Deux ou trois jours après, on relèvera cet appareil que l'on remplacera par un autre semblable, mais imbibé de Topique au lieu de Moxa; on arrosera cet appareil dans la journée avec la même liqueur qui aura imbibé les plumasseaux, en la faisant couler par le haut pour qu'elle arrive à la plaie.

On renouvellera ce pansement jusqu'à ce que la fourchette neuve soit repoussée, ce qui ne sera pas long. Alors on referrera le cheval à demeure avec son fer ordinaire, et il reprendra ses travaux. On bassinera et on nettoiera encore longtemps cette partie avec le Topique Portugais, car ce mal ne demanderait qu'à revenir, jusqu'à parfaite dépuration du sang.

Cette affection indiquant, comme nous venous de le dire, une àcreté de sang, on passera, le même jour de l'opération de la fourchette, le séton enflammé, enfin on exécutera entièrement ce qui est prescrit à l'article Eaux aux jambes, tant en traitement qu'en régime.

LE CRAPAUD.

Le crapaud commence toujours par les deux affections que nous venons de traiter, aussi avons-nous bien recommandé de bien purger la masse du sang, et nous avons justement insisté sur un régime dépuratif et purgatif pour éviter cette nouvelle affection, bien plus grave.

Son siége est le même, toujours dans la fourchette, et jette une humeur encore plus infecte et plus abondante.

On peut espérer de guérir cette affection à son commencement; mais négligée et ayant fait des progrès, elle finit par désorganiser le pied et le déformer.

Les ravages qu'elle produit s'étendent et se propagent de tous les côtés, et, gagnant en profondeur, ils attaquent l'os du pied à travers les tendons.

Ces progrès intérieurs accomplis, il devient inutile de traiter cette affection ; car arrivée à ce degré d'empirement, si on parvenait à la faire disparaître momentanément, elle reviendrait bientôt.

Nous n'indiquons donc que le traitement du crapaud à son commencement, pour ne pas entraîner le propriétaire de l'animal dans des frais inutiles pour tâcher de guérir celui arrivé à la dernière et malheureuse période ci-dessus développée.

LE CRAPAUD A SON COMMENCEMENT.

TRAITEMENT.

Le cheval déferré on parera le pied à fond. On enlèvera la fourchette et toutes les parties soulevées de la sole. On amincira celle-ci dans le voisinage des parties enlevées pour éviter toute compression par une épaisseur de corne aux abords de la plaie.

Le mal étant mis ainsi à découvert, on coupera, avec les ciseaux courbes, toutes les parties fongueuses et filandreuses.

Cette opération faite, on attachera un fer à longues branches pour maintenir le pansement qui va être indiqué.

PANSEMENT.

Les plaies faites par l'outil seront lavées au Topique Portugais ainsi que toutes les parties mises à découvert par l'opération.

On appliquera sur toutes ces surfaces de forts plumasseaux imbibés de Moxa.

L'excavation qui existera entre les deux branches du fer, à l'endroit de la fourchette, étant remplie de ces plumasseaux d'étoupe, imbibés et bien bourrés les uns sur les autres; on les maintiendra par deux lattes amincies, qui, affilées toutes deux par le côté de l'un des deux bouts, entreront sous la pince du fer et sous les bords de celui-ci, tout autour intérieurement.

Ces éclisses devront se joindre au milieu, depuis les talons jusqu'à la pince, de manière à recouvrir toute la partie du pied entre les deux branches du fer.

Ces éclisses ainsi placées, on passera sous les branches du fer, transversalement, et à l'endroit des talons, une plate-bande en fer, morceau de cercle à seau ; elle maintiendra ainsi les éclisses solidement en place, et elles-mêmes devront opérer sur le pansement une pression suffisante et nécessaire.

Ensuite pour maintenir le bout des plumasseaux vers les talons on y passera de la ligature comme il est dit à l'article de la Bleime.

Après quatre jours, on enlèvera cet appareil, qui sera remplacé immédiatement par un autre, en tout semblable, mais imbibé de Topique Portugais, pour remplacer le Moxa.

7.

On arrosera ce pansement plusieurs fois par jour avec le Topique Portugais, versé dans la partie supérieure de l'appareil, pour que, suivant la pente, il aille pénétrer à l'intérieur vers la plaie.

On continuera ces lotions cinq ou six jours de suite, après lesquels on lèvera de nouveau cet appareil, que l'on remplacera encore par un nouveau semblable pour quelques jours.

Pendant la durée de ces trois appareils, on frictionnera tout autour de la couronne et du paturon avec le Topique, chaque fois que l'on arrosera le pansement, comme il vient d'être dit.

Après une quinzaine de jours on examinera ces parties opérées, et on recherchera avec soin si elles sont bien recouvertes de corne partout sans exception, et s'il n'y a pas quelques fistules d'où s'échappe encore de l'humeur. Ce cas arrivant, on introduira aussitôt avec la sonde, et bien profondément, dans cette fistule un plumasseau mince en étoupe bien imbibé de Moxa, et on replacera un nouvel appareil comme les précédents imbibé de Topique.

Quatre ou cinq jours après, il conviendra de lever cet appareil pour ôter le plumasseau de la fistule, et on replacera encore un appareil tout au Topique Portugais. Ce devra être le dernier qui, enlevé de nouveau, et tout étant bien recouvert de corne, sera remplacé par des lotions fréquentes pendant deux ou trois jours pour affermir solidement la nouvelle corne.

Après ce temps on referrera le cheval à demeure, avec son fer ordinaire; on lui fera reprendre ses travaux sur des terrains unis et propres en commençant. On aura soin de bien recouvrir de graisse ou d'onguent de pied les parties de corne nouvelle, ainsi que le pourtour du pied.

Voilà le traitement pour ce qui est de la partie du pied; et ne négligeant pas et ne perdant pas de vue l'âcreté du sang, on aura passé, en même temps que la première opération, un long séton sous le ventre, bien enflammé au Moxa, et on suivra, pendant toute la durée du traitement du pied, le même traitement dépuratif et purgatif qui est indiqué plus haut à l'article Eaux aux jambes.

RÉGIME.

On suivra exactement le même régime que celui qui est prescrit à l'article Eaux aux jambes.

On devra donc s'y reporter entièrement et le suivre avec toute l'exactitude possible, surtout en ce qui concerne le séton à entretenir dans un état de rendement abondant, en le ranimant souvent avec le Moxa, dont on imprégnera le ruban, afin d'entretenir ainsi un point dérivatif externe jusqu'à l'apurement du sang, seul moyen d'empêcher le crapaud de reparaître.

Il conviendra de bien faire attention à ce que le pied malade ne séjourne pas dans les urines ou les excréments; on devra donc toujours tenir une litière propre et bien sèche.

CERISES.

Les cerises sont des excroissances de chair, d'une forme ronde et de couleur rouge. Cette forme et cette couleur les ont fait ainsi nommer, à cause de leur ressemblance avec le fruit qui porte ce nom.

Elle surviennent dans les plaies, se multiplient quelquefois et deviennent plus ou moins grosses.

Elle sont occasionnées, le plus souvent, par des pansements mal faits et par des compressions de corne au bord et au pourtour d'une partie vive ; aussi avons-nous toujours bien recommandé que , dans les opérations que nous venons de prescrire, et que nous avons indiquées quant à l'éxécution, on ait soin de bien amincir la corne aux bords d'une plaie faite de nécessité avec l'outil. Ce défaut d'attention dans l'exécution a pour résultat la cerise.

Nous avons encore recommandé que, lorsque l'on place un pansement, on doit bien le serrer et l'appuyer suffisamment pour empêcher la chair de ressortir en boursouflement.

Lorsque les cerises sont légères et se trouvent placées au milieu d'une plaie rose et de bonne nature, il suffira, pour les faire disparaître, d'exercer dessus une forte compression au moyen d'un plumasseau imbibé de Topique sur le milieu duquel on mettra une forte pincée de sucre écrasé.

Par-dessus ce plumasseau, on réappliquera un pansement comme il y en avait un avant, mais bien pressé, bien appuyé cette fois, et solidement maintenu.

Si les cerises ont acquis une certaine grosseur, on les amputera avec les ciseaux courbes. On arrêtera le sang, pour un moment, avec un tampon d'étoupe, pour avoir la facilité de bien amincir la corne autour de la plaie, et on replacera l'appareil, comme il vient d'être dit, après avoir placé à l'endroit de la cerise enlevée un petit plumasseau imbibé et saupoudré comme il est dit plus haut.

Il y a aussi des cerises qui viennent au milieu de vilaines plaies qui ne sont produites alors ni par un mauvais pansement, ni par le défaut de pression : elles proviennent uniquement de la nature de la plaie, qui, en ce cas, est noirâtre, livide et bourgeonneuse. On les combattra avec succès au moyen de lotions fréquentes au Topique Portugais et saupoudrées chaque fois avec du charbon de bois pilé. La plaie, en deux jours, deviendra unie et rose et marchera à une rapide cicatrisation, surtout si l'on emploie le Topique. (Voir le Rapport de M. Bouin, vétérinaire en premier au 12ᵉ chasseurs. Il se trouve à la fin de ce volume.) On continuera les lotions jusqu'à parfait rétablissement du tissu de la peau.

RÉGIME.

En règle générale, plus une plaie paraît récalcitrante et de mauvaise nature, plus il faut nourrir l'animal ; ainsi on donnera une bonne nourriture et beaucoup à barboter au sel de nitre et à la farine d'orge. On promènera l'animal sur un terrain sec et uni, si la cerise est au pied ; si elle est ailleurs, on promènera beaucoup et à allures vives, ou on fera travailler, si la plaie est placée de manière que le cheval puisse endurer le harnais.

PIQURE.

La piqûre est le résultat d'un clou entré dans le vif.

Le maréchal doit s'apercevoir de suite de la mauvaise direction prise par ce clou et le retirer.

L'animal éprouve une vive douleur qui lui fait retirer subitement le pied et faire divers mouvements, comme pour échapper au mal qu'il éprouve.

Ces signes extérieurs devront indiquer au

maréchal l'accident arrivé, et il devra aussitôt s'empresser d'arracher le clou que remplacent quelquefois quelques gouttes de sang.

Cette lésion n'est pas dangereuse, surtout si on aperçoit le sang.

Le maréchal baissera la sole en cet endroit, et, avec la rénette, il pratiquera une petite ouverture en forme d'entonnoir ; il fera couler du Topique Portugais et y placera un petit plumasseau d'étoupe imbibé de cette liqueur, et il replacera son fer.

L'accident se dissipe ainsi ordinairement, sans suites fâcheuses ; il arrive cependant quelquefois que la sensibilité continue, ce qui indiquera qu'il se forme un petit abcès à la place de la piqûre ; il faudra s'empresser d'y apporter remède pour éviter qu'il ne donne lieu à une affection plus grave.

Dans ce cas, on déferrera l'animal de suite, on sondera tous les trous de clous, après avoir bien baissé la sole. On fera cette reconnaissance au moyen de la rénette, en allant bien doucement.

Nous indiquons de sonder tous les trous de clous ; car il se pourrait qu'il y en eût d'autres qui occasionnent la boiterie, et, s'attachant seulement à celui présumé, on serait exposé à de graves conséquences si le mal était ailleurs et qu'on ne le mît point à jour.

Si l'on voit paraître, à l'un de ces trous de clous, du sang décomposé, on pansera de suite de la manière que nous avons indiquée plus haut.

Si le mal est ancien, il aura pu produire quelques soulèvements à la sole ; dès lors on enlèvera les parties soulevées et on y appliquera un plumasseau d'étoupe imbibé de Topique, et les parties de la sole avoisinantes ayant été bien amincies, on le comprimera fortement sur la place pour éviter la cerise dont nous venons de parler.

On maintiendra ce petit appareil au moyen du fer, dont on aura élargi la branche à cette place, ou par une ou deux éclisses transversales, si la partie soulevée a occasionné une plaie assez grande. Le cheval ne devra pas sortir jusqu'à reproduction de corne suffisante pour couvrir les parties vives. On aura soin de tenir le pied bien gras.

ENCLOUURE.

L'enclouure est la sœur de la piqûre : les mêmes causes la produisent, et elle ne diffère de cette dernière qu'en ce que le clou reste fixé dans le pied ; elle devient plus ou moins grave, suivant le laps de temps qu'aura séjourné dans le pied le clou blessant. Elle pénètre plus ou moins avant dans le vif, elle détermine la matière à se former dans le pied, et il en arrive des décollements plus ou moins grands, qui conduisent celle-ci à souffler au poil.

Des javarts encornés ou cartilagineux peuvent en être la conséquence.

La boiterie se déclare soit subitement, soit après un certain temps, et va en augmentant, si on n'y apporte remède aussitôt.

On s'empressera donc de déferrer le cheval, de lui parer le pied bien à fond, afin de le sonder et de trouver le point douloureux, qui peut être signalé par du sang noir qui en sortira ou de la matière.

Dès lors on fera la même opération et les mêmes pansements que ceux indiqués à l'article précédent (la Piqûre).

CLOU DE RUE OU AUTRES BLESSURES.

Le cheval, dans sa marche, peut mettre le pied sur un clou dont la pointe se trouve en l'air, comme il peut le mettre sur tout autre objet coupant ou pointu.

Les corps pénétrés, soit dans la sole, soit dans la fourchette, ou dans les talons, y pratiquent des blessures différentes qui varient suivant la profondeur de l'introduction de ces corps, et la direction qu'ils prennent.

Arraché sur-le-champ, ce corps étranger fera voir, par sa longueur, si la piqûre est profonde ou légère ; si elle est légère, il suffira de procéder comme à l'article Piqûre. Si elle est profonde, il faudra descendre, avec la rénette, jusqu'au fond et faire le même pansement que celui indiqué à l'article Piqûre.

L'animal ne boite quelquefois sérieusement que quelques jours après, et cette boiterie, allant en augmentant, indiquera qu'il s'est établi de la matière dans le pied ; il faudra s'empresser de la rechercher, et si elle a fait des ravages qui aient causé des décollements, il faudra enlever toutes les parties soulevées, et procéder encore, pour le pansement, comme il est dit à l'article Piqûre.

Il ne faudra pas toujours s'arrêter à la matière ; il faudra pousser l'investigation plus loin. Dès lors, on étanchera la matière avec un morceau d'étoupe, puis, prenant une plume de poule fraîchement arrachée, on sondera le fond de la piqûre. Arrivé à ce fond, on reprendra la rénette bien coupante afin d'ouvrir jusqu'au fond de la piqûre, et si l'on remarque qu'elle a pénétré jusqu'à l'os, on ruginera cette partie piquée de l'os avec la rénette, et on appliquera un pansement bien comprimé, les parties autour de l'ouverture ayant été bien amincies. Les plumasseaux seront bien imbibés comme on aura fait pour la piqûre (de Topique Portugais).

RÉGIME.

Dans ce dernier cas, le cheval pourra avoir un peu de fièvre; on lui donnera peu à manger, pendant quelques jours, mais beaucoup à barboter à la farine d'orge et au sel de nitre. On le maintiendra sur une litière toujours très-propre et fraîche. Lavements le matin à la mixture de la pharmacie pour prévenir ou arrêter la fièvre.

On le promènera, mais sur un terrain sec, uni, et sans cailloux.

FOURBURE TOMBÉE DANS LES SABOTS.

Lorsque l'on aura négligé de traiter la fourbure, comme nous l'indiquons plus loin, elle pourra tomber dans les sabots ; alors elle y déterminera une inflammation plus ou moins grande, mais toujours durable.

Les progrès que fait lentement cette maladie deviennent pernicieux, si on ne les arrête pas, et finissent par amener la mort de l'animal.

La douleur et la chaleur, portées à certains degrés, indiquent les pieds atteints ; ces symptômes s'observent au paturon et à la couronne, où ils déterminent un engorgement.

Dans les membres des pieds atteints, on remarque un tremblement continuel qui ne diminue qu'avec la douleur.

L'animal indique l'existence et la résidence de la fourbure d'une manière à ne pas s'y tromper.

Est-elle dans les pieds de devant ? L'animal place les pieds de derrière sous le corps, et le plus en avant possible, pour soulager d'autant les pieds de devant du poids de son corps, et c'est avec lenteur et douloureusement qu'il change de place ses pieds de devant.

Lorsque la fourbure attaque les pieds de derrière, l'animal, pour les soulager, prend le moyen diamétralement opposé, c'est-à-dire que, plaçant ses jambes de devant inclinées vers celles de derrière, le devant supporte toute la charge du corps. L'animal porte le cou et la tête bas, et sa croupe est soulevée.

Dans cette position, les pieds de devant ne tardent pas à ressentir eux-mêmes les effets de la fourbure ; car faisant presque seuls le service, pour supporter le poids du corps, la fatigue détermine d'abord un tremblement, une vacillation, et l'affection arrive.

TRAITEMENT.

Nous indiquons seulement le traitement pour la fourbure récemment tombée dans les sabots, car ancienne, et arrivée à l'état de fourmilière, elle offre peu de chances de guérison, et les moyens à employer deviennent coûteux par leur longue durée, sans faire compte de l'incertitude de guérison.—Seulement dans ce dernier cas et si l'animal offre encore des ressources, on lui appliquera une ferrure appropriée à son état, capable de le faire marcher, et de lui permettre d'exécuter encore certains travaux utiles qui se prolongeront d'autant que le cheval ne les exécutera pas continuellement sur des routes.

Cette ferrure consiste en un fer très-couvert, avec une ajusture convenable, calclé e sur le comble du pied. Il devra avoir peu d'épaisseur, car, avec son extrême largeur, il serait trop lourd; on tiendra le pied toujours gras.

Revenons à la fourbure récente :

On déferrera les pieds attaqués, on les parera à fond, puis on reposera les fers à quatre clous pour desserrer ces pieds.

On mettra à chaque pied des cataplasmes de terre glaise délayée dans du vinaigre, à l'intérieur du pied, et tout autour. Il serait préférable de pratiquer dans le sol une espèce d'auge que l'on remplirait de terre glaise imbibée au vinaigre, et d'y placer les pieds du cheval.

Ces cataplasmes ou ce séjour continuel dans la terre glaise, contribueront à faire disparaître l'inflammation ; mais on activera sa disparition par un moyen dérivatif qui consistera à placer à chaque jambe, dont le pied est attaqué, des exutoires depuis la couronne jusqu'au genou ou au jarret.

Pour placer ces exutoires, on fera une bonne

friction bien appuyée, deux jours de suite depuis la couronne jusqu'au genou ou au jarret, au Moxa. Tels sont les exutoires ; on les renouvellera le lendemain de la même manière.

Les cataplasmes se prolongeront au moins cinq ou six jours ; on aura soin de les renouveler aussitôt secs, ce qui demandera du temps, c'est pourquoi nous avons conseillé l'auge sous les pieds ; car dans celle-ci il suffirait d'y jeter du vinaigre une fois par jour pour rafraîchir la terre glaise et la ramollir.

Cinq ou six jours après la dernière friction au Moxa, pour la pose des exutoires, ceux-ci ayant fait leur effet, on reprendra les frictions, mais au Topique Portugais cette fois : on en fera trois fois par jour sur les parties, bien entendu, où les exutoires auront été placés, et on les continuera jusqu'au rétablissement complet du tissu de la peau qui aura été érésipelée par les exutoires.

RÉGIME.

On donnera au cheval une nourriture peu nutritive, de la bonne paille et peu de foin, pas d'avoine ni autres grains ; on lui tiendra devant lui à barboter constamment à la farine d'orge et au sel de nitre.

Pendant les premiers jours on donnera des lavements matin et soir à la mixture de la pharmacie domestique, une cuillerée à bouche introduite dans la seringue à chaque lavement.

Si le cheval adoptait la position d'être couché, il faudra s'y opposer en l'attachant court au râtelier.

Après cinq ou six jours on promènera l'animal sur un terrain uni et doux, et bientôt il sera referré pour reprendre doucement ses travaux, une demi-attelée par jour, en commençant.

ENCASTELURE.

L'encastelure est l'effet du resserrement du sabot qui, partant de la partie supérieure des quartiers, s'étend jusqu'aux talons.

Le pied, dans cet état, est comprimé jusqu'au vif : il en résulte de la fièvre au petit pied; elle vient chaque jour durcir le sabot : il en résulte des douleurs plus ou moins vives qui font boiter le cheval.

Une mauvaise ferrure amène l'encastelure. Elle a lieu également si on enlève, en parant les pieds, trop de fourchette et que l'on détruise les arcs-boutants, si nécessaires au maintien de l'écartement des talons.

L'encastelure est souvent naturelle chez certaines races de chevaux du Midi.

Dans cette affection l'animal perd ses allures, son point d'appui étant incertain. Il n'a plus dans le pied l'élasticité voulue pour une marche bonne et hardie.

8.

TRAITEMENT.

On doit pratiquer une ferrure qui soulage les talons, en lui donnant pour point d'appui la fourchette.

Les auteurs qui ont traité de cette affection sont unanimement tombés d'accord sur l'emploi de la ferrure à planche, pour soulager les talons que l'on doit baisser afin de laisser tout le point d'appui sur la fourchette posant sur la traverse du fer à planche, s'il y a encore, observent-ils avec raison, assez de fourchette, et si elle est encore assez volumineuse et assez forte pour remplir ce service.

La condition essentielle pour l'adoption de cette ferrure est donc la présence d'une fourchette assez forte, ce dont les auteurs doutent; car il est vrai que l'encastelure a étranglé, par le resserrement des talons, la fourchette qui a ainsi dépéri, a été atrophiée et réduite à un très-petit volume. On ne peut donc dans ce cas compter sur ce reste de fourchette pour y faire porter la planche du fer pour soulager les talons.

Cette absence de condition de fourchette, assez volumineuse et assez solide, nous a fait rechercher un moyen de la remplacer, sans blesser le cheval par un corps étranger résistant, tel qu'une planche que l'on voudrait bomber, vers le milieu, pour qu'elle aille chercher, au fond du pied, son point d'appui, et nous avons trouvé le moyen d'adapter un fer à planche, de notre invention, et qui convient au rétablissement de l'écartement des talons, en leur produisant un élargissement progressif et peu sensible [1].

Le fer dont nous venons de parler est un fer à planche articulé en pince, et dont la planche est coupée au milieu.

[1] Ce fer approuvé est déposé à l'école impériale vétérinaire de Lyon.

Cette planche, dans toute sa longueur, est revêtue d'une forte épaisseur de caoutchouc vulcanisé, maintenue avec des vis à gorges et à têtes arrondies qui se dérobent, en les serrant, dans l'épaisseur du caoutchouc.

Ce caoutchouc rassemble ainsi les deux parties de planche qui ont été séparées par la coupure que nous avons indiquée.

Plus élevé vers le milieu, et formant un demi-cercle, il va en s'amincissant jusque vers les extrémités de la planche.

Cette bosse de caoutchouc, sur le milieu de la planche, va chercher le fond du pied, y rencontrer le principe de fourchette qui y existe, et par une pression douce et élastique, il procure au pied un élargissement progressif et insensible pour l'animal, et ne rend douloureux ni la fourchette, ni les talons.

Le fer, ainsi articulé, s'ouvre à mesure que le pied s'élargit, et ne s'oppose pas à ce progrès vers la guérison, comme le peuvent faire les fers d'une seule pièce.

Le dessin de ce fer sera envoyé aux personnes qui le demanderaient au dépôt général, à Paris, chez M. Chambille; ou l'auteur enverrait un fer tout fait, en lui envoyant la mesure et le contour du pied.

SIXIÈME PARTIE.

CHEVAUX, ANES ET MULETS

BŒUFS ET VACHES

POUR LES CAS SEMBLABLES.

Maladies naturelles ou accidentelles.

Nous venons de traiter, de la manière la plus simple et la plus efficace pour arriver promptement à la guérison, les maux et affections externes.

Nous avons tâché, par nos explications détaillées, de mettre le traitement et les opérations à la portée de toutes les intelligences en écartant un style théorique, pour adopter un style et des expressions pratiques.

Nous avons pensé que le mal venu, sans en rechercher trop loin les causes te les effets qu'il peut avoir, il fallait le traiter de suite, et d'une manière positive, prompte et pratique, tout en prenant, dans certains cas, des mesures dépuratives pour qu'il ne se reproduise pas, ou pour que, chassé d'une partie du corps de l'animal, il n'aille pas se fixer ailleurs, et affecter des organes intérieurs. Nous allons traiter de même les maladies internes.

TOUX.

La toux est un commencement d'irritation des organes respiratoires ; on devra s'empresser de la calmer pour éviter des complications.

On fera prendre à l'animal, tous les matins, au moyen d'une spatule de bois, environ 500 grammes de miel dans lequel on mêlera 75 grammes de poudre de réglisse, et 61 grammes de gentiane, ou de préférance l'opiat Chambille, opiat tempérant.

On fera barboter le cheval à l'eau miellée, tiède, avec un peu de farine d'orge. On le tiendra chaudement, et on lui donnera tous les matins, pendant quelques jours, des lavements à la mixture de notre petite pharmacie, une cuillerée à bouche par lavement.

Si, après neuf ou dix jours, la toux persiste, on passera un séton sous le ventre et on continuera le miel et le barbotage, ou l'opiat.

La toux diminuera, au fur et à mesure que le séton prendra, par la dérivation ou la révulsion de l'inflammation qu'il produira. L'effet sera plus prompt, si le séton a été bien enflammé, comme nous l'avons dit au Moxa.

Si l'animal travaille, on fera attention qu'il n'éprouve pas de refroidissements, en l'arrêtant ou le plaçant à son retour à l'écurie dans un courant d'air. Ces précautions négligées, non-seulement retarderaient la guérison, mais encore pourraient amener des complications.

VERTIGE.

Le vertige s'annonce ainsi :

L'animal est triste, il tient sa tête au fond de la mangeoire, et commence à pousser au mur ; ses yeux sont brillants et chargés de sang, sa langue et son palais sont rouges et brûlants ; sa respiration est précipitée ; son pouls déréglé bat violemment, enfin tout démontre chez lui une fièvre ardente.

La congestion cérébrale, ou l'épanchement du sang au cerveau, commence, et les progrès sont rapides ; dès lors l'animal pousse au mur de plus en plus, se frappe la tête, se dresse, se jette à la renverse, et détaché, plusieurs hommes n'en sont plus maîtres.

La saignée que l'on emploierait dans ce cas déterminerait une réaction nerveuse qui augmenterait la marche de la maladie vers un mauvais résultat.

Une longue pratique nous a démontré qu'elle était contraire à cette affection.

Nous avons vu des saignées locales pratiquées à l'artère temporale, qui est la plus rapprochée du siége de la maladie, augmenter encore le mal, loin de le calmer.

Dès lors, après toutes ces remarques, nous avons cherché à opérer par voie de dérivation ou de révulsion, et nous avons presque toujours bien réussi ; ainsi, le sang porté à la tête, nous l'attirons à l'arrière-main par des moyens dérivatifs actuels et prompts.

Cette maladie veut être traitée ainsi, les lenteurs sont la mort : aussi l'aspiration et le breuvage que nous allons indiquer, joints aux dérivatifs prescrits, auront bientôt opéré un changement total chez le sujet, si on les applique à temps.

9

Dans les guérisons fort rares que nous avons vues du vertige, traité par la saignée, nous avons remarqué qu'il a laissé, souvent après lui, diverses infirmités, telles, par exemple, que la paralysie au cerveau, d'où résultent pour l'animal, l'immobillité, l'imbécillité, qui le rendent impropre à aucun service.

Le traitement par révulsion ne laisse pas le temps au sang de se fixer ; il est obligé de reprendre sa circulation ; il ne peut donc y avoir paralysie.

Nous recommandons de prendre le traitement de la maladie à son commencement et avant toute saignée ; car on doit remarquer que cette maladie peut se produire, l'animal ayant encore l'estomac chargé ; une saignée dans cet état l'emporte forcément.

Le vertige est souvent occasionné par quelques mauvaises digestions, les unes sur les autres, et qui, se succédant ainsi, amènent une constipation ; c'est ce que nous avons remarqué après l'ouverture d'animaux qui avaient été frappés de cette maladie.

TRAITEMENT.

Pour commencer à établir une dérivation ou révulsion progressive et utile, on administrera deux lavements ainsi composés :

Eau de fontaine tiède (trois litres et demi environ pour deux lavements) on y introduira environ deux cuillerées à café d'aloès en poudre, et gros comme une noix de camphre pulvérisé que l'on aura fait dissoudre promptement par le moyen suivant :

On cassera un œuf frais dans une assiette, on jettera le blanc. On crèvera le jaune, sur lequel on répandra le camphre, on battra le tout ensemble, et en peu de temps le camphre sera dissous.

On plongera alors l'assiette dans l'eau préparée pour les lavements, et on les administrera aussitôt pour ne pas laisser au camphre le temps de s'évaporer.

On fera garder à l'animal ces lavements par tous les moyens usités, en lui pinçant la colonne vertébrale, et en appuyant dessus avec force. Néanmoins s'il rendait ces lavements avant sept ou huit minutes, on en administrerait de suite deux autres semblables.

On se sera muni d'un flacon d'ammoniaque bien bouché en verre, et raudé à l'émeri, et après dix minutes d'introduction et de séjour de ces lavements, on le présentera sous le nez du cheval, le plus près possible, et on le débouchera pour qu'il en aspire l'évaporation pendant quelques secondes, après lesquelles on rebouchera le flacon.

On fera avaler le breuvage élixir anti-sanguimorbide de la petite pharmacie domestique.

Après une dizaine de minutes, on fera respirer de nouveau le flacon au malade et, préservant les yeux, on lui fera une lotion sur le front avec l'ammoniaque mitigé à de l'eau salée.

Pendant qu'une ou deux personnes seront ainsi occupées à la tête, d'autres feront sur les reins et aux fesses des frictions fortement appuyées ; et, sous le ventre, l'on passera un séton enflammé au Moxa.

Les frictions seront faites avec le Moxa. Il faudra frotter longtemps ces places frictionnées et relayer les hommes qui les feront ; c'est le seul moyen de faire prendre vite ces exutoires ; le succès est là, dût-on employer l'étrille.

On répétera ces frictions une heure après, s'il y a lieu ; mais la dérivation ou la révulsion aura déjà, sans nul doute, été effectuée.

Lorsque l'animal aura rendu ses lavements, et environ une demi-heure après, on lui en donnera deux autres nouveaux ; mais cette fois sans aloès, seulement avec une cuillerée à bouche par lavement de la mixture de la pharmacie domestique.

Aussitôt l'animal tranquille, sa tête déjà bien dégagée, on lui présentera à boire de l'eau avec poudre de réglisse, miel et sel de nitre.

On donnera encore plusieurs fois des lavements, mais un seul à la fois pendant trois ou quatre heures pour calmer le point d'irritation interne qui aura été produit à dessein par les lavements à l'aloès.

Cinq ou six heures après ces secousses, on donnera à l'animal un barbotage à la farine d'orge et au sel de nitre et un peu de bonne paille arrosée d'eau salée.

Douze heures après, à jeun, on fera manger au cheval environ 500 grammes de miel avec de la poudre de réglisse mêlée dedans ; ensuite on lui donnera un petit repas, un peu de bon foin et de la paille, arrosés tous deux d'eau salée, et barbotage à la farine d'orge et au sel de nitre. Avant ce repas, on aura donné deux lavements comme les derniers indiqués.

Il faudra frictionner au Topique toutes les places où le Moxa ou pour mieux dire les exutoires auront été appliqués, pour rétablir le tissu de la peau qui aura été érysipelée, ainsi que la place où on aura mis de l'ammoniaque sur le front.

On amènera ainsi le cheval vers son entier

rétablissement, avec beaucoup de prudence, dans l'augmentation de sa ration journalière : on lui continuera son barbotage et des lavements de temps en temps, jusqu'à la reprise de ses travaux, auxquels on ne le remettra aussi qu'insensiblement en augmentant.

PARALYSIE.

La paralysie est accidentelle ou naturelle, le traitement est le même dans les deux cas.

On pratiquera une saignée locale, c'est-à-dire la plus rapprochée de la partie paralysée. Ainsi, si la paralysie a lieu dans les reins, on saignera au plat des cuisses ; si elle a lieu dans un membre, on pratiquera la saignée en pince. Le sang viendra quelquefois très-lentement ; mais il prendra son écoulement aussitôt la friction dont nous allons parler.

On fera de fortes frictions, bien appuyées et longtemps, sur la partie paralysée, avec le Moxa de la pharmacie domestique.

Le lendemain, pareille friction.

On ne laissera échapper de la saignée qu'au plus un demi-litre de sang.

On donnera à l'animal, après la saignée et les frictions, des lavements à l'aloès et au camphre, comme il est dit à l'article Vertige. Ils ont pour but d'établir intérieurement un point de révulsion.

Trois ou quatre heures après, on donnera deux nouveaux lavements, cette fois sans aloès, mais seulement avec une cuillerée à bouche pour chacun, de la mixture.

Le lendemain, mêmes frictions et au même endroit avec le Moxa.

Quatre ou cinq jours après, on fera des frictions, au Topique Portugais, sur toutes les parties frictionnées au Moxa pour rétablir le tissu de la peau. On en fera trois par jour jusqu'à parfaite guérison.

RÉGIME.

Le premier jour barbotage au sel de nitre et

à la farine d'orge et pour aliments un peu de bon foin et de la paille arrosés d'eau salée.

Le lendemain, on rendaa à l'animal une demi-ration ordinaire, foin, avoine, paille, etc., mais on continuera le même barbotage jusqu'à la reprise des travaux.

On complétera la ration graduellement, et on promènera beaucoup l'animal, ayant bien soin qu'il ne se refroidisse pas au retour à l'écurie; à ce moment surtout on pratiquera une friction au Topique sur la partie paralysée.

Si le cheval a de l'état, on pourra lui passer un séton à l'endroit le plus éloigné possible de la partie paralysée et on lui entretiendra une quinzaine de jours. On l'enflammera en imbibant le ruban de Moxa.

FOURBURE.

La fourbure est le résultat d'un excès de travail, et la suite d'une marche longue et forcée sur des chemins durs et pierreux surtout.

Elle est aussi occasionnée par un excès de

nourriture en grains, surtout en grains de blé, et trop de séjour à l'écurie.

Le cas de fourbure par excès de grain est le plus grave, c'est-à-dire que l'on doit en redouter davantage les conséquences, qui sont la fourbure dans les sabots.

Enfin elle peut être occasionnée par un refroidissement, ou en donnant à boire à l'animal de l'eau froide et crue, surtout lorsqu'il a chaud ; enfin une mauvaise ferrure, trop juste, qui comprime les pieds, et avec laquelle l'animal aura exécuté un service, peut encore déterminer la fourbure.

Dans cette position, l'animal est souffrant et a souvent de la fièvre ; sa marche est gênée; ses membres et ses reins sont roides. Ces symptômes indiquent d'une manière suffisante la présence de la maladie qu'il faut se hâter de traiter.

TRAITEMENT.

Lorsque l'on sera bien certain que l'animal est à jeun, on pratiquera une forte saignée locale, c'est-à-dire, que si l'on remarque que la fourbure soit déterminée à l'avant-main, il faudra y pratiquer une saignée à l'artère jugulaire ; si elle existe à l'arrière-main, on pratiquera la saignée au plat des cuisses (arrière-main).

Si les sabots sont chauds, et que l'animal lève alternativement les pieds, cela indiquera que la fourbure est dans les sabots ; on s'empressera de le déferrer, et de pratiquer, à chaque pied attaqué, une saignée en pince.

Le sang qui s'en échappera d'abord sera noir, puis deviendra rose.

On arrêtera les saignées au moyen d'un plumasseau imbibé de Topique et on remettra les fers à quatre clous, précaution que l'on doit toujours prendre, quand bien même la fourbure ne se déterminerait pas dans les pieds.

Ces saignées en pince feront écouler le sang qui s'y était déjà amassé, et avec lui une partie de l'inflammation.

Dans tous les cas donc, on déferrera et on

remettra les fers à quatre clous; on placera des cataplasmes de terre glaise, délayée au vinaigre, à chaque pied, de manière à entretenir éloignée la fourbure qui voudrait y tomber.

L'une de ces saignées faites, on donnera des lavements au cheval dans lesquels on introduira une cuillerée à bouche, dans chacun, de la mixture de la petite pharmacie; une heure après la saignée on fera avaler le breuvage élixir anti-sangui-morbide contenu dans la pharmacie.

On fera ensuite des frictions au Moxa sur les reins et sur les extrémités des quatre membres, deux fois en vingt-quatre heures. (Si la fourbure n'est pas grave, pas de friction.)

Nous recommandons une troisième friction sur les extrémités des membres pour le cas où l'on remarquerait que la fourbure viendrait se fixer dans les sabots. Ces exutoires la détourneront.

Après deux ou trois jours on fera des frictions au Topique Portugais sur les parties frottées au vinaigre chaud ou au Moxa pour cal-

mer et guérir les érosions qu'ils auront causées
à la peau.

RÉGIME.

Barbotage à la farine d'orge et au sel de
nitre, nourriture bonne, mais sans avoine,
pendant les premiers jours. Après ce temps,
on remettra l'animal à son ordinaire, mais
graduellement. On arrosera les fourrages avec
de l'eau salée, jusqu'à la reprise des travaux,
et même quelque temps encore après, si cela
est possible.

Lavements tous les matins pendant le séjour
à l'écurie.

Promenades répétées sur un terrain doux
et propre pendant la durée du traitement. On
tiendra le cheval bien chaudement.

FLUXION DE POITRINE.

Dans cette maladie, et lorsqu'elle se déclare,
l'animal est triste, il a la tête basse ; ses yeux
sont chargés, il râle et sa respiration est gênée ; la fièvre est intense.

La fluxion de poitrine est, presque toujours,
le résultat d'une transpiration arrêtée, soit
que l'on ait donné à boire au cheval ayant
chaud, soit que, passant, dans cet état, d'un
endroit chaud, on l'aura arrêté dans un endroit froid ou dans un courant d'air.

TRAITEMENT.

On pratiquera une saignée abondante au plat
des cuisses, parce qu'elle opérera déjà, pratiquée en cet endroit, une action dérivative ou
de révulsion.

On fera des lotions sur le front, avec de
l'eau salée dans laquelle on mettra une cuillerée à bouche d'ammoniaque, environ pour un
demi-litre d'eau froide.

On passera aussitôt un long séton sous le
ventre, que l'on enflammera en imbibant le ruban avec du Moxa. On pratiquera aussi des
frictions bien appuyées sur les reins, sous le
ventre, de chaque côté du séton, et aux fesses.

On donnera des lavements dans lesquels on

mettra une cuillerée à bouche de la mixture pour chaque lavement.

Après ces derniers, et de temps en temps, dans la journée, on donnera encore d'autres lavements composés comme les premiers ; mais un seul à la fois.

On donnera à boire au cheval, et s'il ne boit pas naturellement seul, on lui fera avaler avec une bouteille.

La boisson se composera d'eau de fontaine fortement tiède ; de 500 grammes de miel et poudre de réglisse pour 3 litres d'eau environ ; on lui fera avaler cette quantité en trois fois, à de très-petites distances de temps.

On donnera encore deux lavements, composés comme les premiers, un quart d'heure après ces breuvages. On laissera ainsi l'animal un peu tranquille et tenu bien chaudement durant une heure ou deux, pendant lesquelles on préparera la fumigation suivante et ainsi composée.

Un demi-décalitre de son bouilli dans un

demi-seau d'eau de fontaine, et au moment de faire prendre la fumigation bien bouillante, on y jettera un quart de flacon de Topique Portugais, ou un demi-litre d'eau de roses et un verre de vinaigre. On donnera au moins trois fumigations par jour, pendant les premiers jours, et on les prolongera le plus longtemps possible. Après trois jours on les réduira insensiblement à une par jour, jusqu'au neuvième jour inclus.

Pour bien administrer une fumigation on met le son et l'eau bouillante dans un seau que l'on place au fond d'un sac à avoine, et l'on renfermera la tête du cheval dans la partie supérieure du sac que l'on passe par-dessus les oreilles, et que l'on tient serrée autour du cou, pour bien enfermer intérieurement l'évaporation chaude, et forcer ainsi l'animal à avaler, par respiration, cette vapeur.

Le lendemain, la fièvre ayant diminué, les exutoires aux fesses, sous le ventre, ainsi que le séton, ayant bien pris, on donnera à l'animal, le matin à jeun, un lavement à l'eau de fontaine tiède, dans laquelle on mettra une cuillerée à café d'aloès en poudre et gros comme une noisette de camphre dissous comme il est dit à l'article Vertige.

Si l'animal rendait de suite ce lavement, on lui en donnerait de suite un autre semblable, afin que l'effet dérivatif que l'on en attend ait le temps de se produire. Deux heures après, on donnera un nouveau lavement, sans aloès, mais bien avec une cuillerée de mixture.

RÉGIME.

On mettra le cheval dans un endroit chaud; on le couvrira bien ; sous lui une bonne litière, épaisse et très-propre, afin de bien l'empailler. Trois fois par jour, le miel indiqué lui sera administré, et on continuera à faire boire à l'eau miellée tiède.

La fièvre ayant quitté l'animal, on lui donnera de la bonne paille arrosée d'eau salée, et à barboter à la farine d'orge, et au sel de nitre. Tels seront ses repas pendant les trois premiers jours.

Après ces trois jours, on commencera à promener un peu le malade dans un endroit chaud et sec, on lui mettra une deuxième couverture, pour ces promenades. Tous les matins, à jeun, on lui fera prendre avec une spatule de bois l'opiat tempérant de Chambille, pharmacien, rue des Lombards, 12.

Insensiblement on nourrira l'animal par degrés, et progressant jusqu'à parfaite guérison.

Pendant les premiers jours de la reprise de ses travaux, on aura soin qu'il ne s'échauffe pas, pour éviter les rechutes.

Pendant la convalescence, on fera des lotions au Topique Portugais sur toutes les parties qui auront été frictionnées au Moxa, pour guérir les érosions qu'il aura produites.

RHUME.

Le rhume est un diminutif de la fluxion de poitrine ; il a les mêmes causes.

TRAITEMENT.

On passera à l'animal un séton sous le ventre, on lui fera des fumigations comme à l'article précédent.

On le mettra à la même boisson.

On lui fera prendre à jeun du miel préparé comme il est dit à l'article précédent (Fluxion de poitrine).

Les trois premiers jours, on lui donnera des lavements à la mixture de la pharmacie domestique, deux le matin et un le soir.

On tiendra le cheval chaudement et on le promènera.

Pour tout régime on lui diminuera un peu sa ration, pendant les trois premiers jours, pour la lui rendre insensiblement au complet..

On arrêtera le travail, au moins jusqu'à ce que le séton soit bien pris et rende.

GOURME.

Les chevaux jettent leur gourme jusqu'à cinq

ans et cinq ans et demi ; une saignée la retarde souvent.

C'est ce que font les marchands qui vont chercher les jeunes chevaux aux foires, ou dans les fermes : leur premier soin est de les saigner pour retarder leur gourme, afin qu'ils ne tombent pas malades entre leurs mains ; ils évitent ainsi des frais de traitement et d'écurie sans s'inquiéter s'ils rendent la gourme, ainsi retardée, plus compliquée et plus difficile à traiter : souvent même ces gourmes ainsi retardées tournent mal.

TRAITEMENT.

On traitera la gourme absolument comme vient d'être traité le rhume.

On fera des fumigations plus longtemps pour déterminer le jetage avec abondance.

On frictionnera les glandes tous les jours avec l'onguent de laurier. On tiendra chaudement la ganache avec une peau de mouton, la laine à la peau. On fixera cette peau de mouton après le licol avec des attaches en cuir.

RÉGIME.

On supprimera le foin, et on donnera de la bonne paille arrosée d'eau salée.

Barbotage trois fois par jour à la farine d'orge et au sel de nitre.

Le matin, après le miel et la poudre de réglisse, on donnera à l'animal une jointée d'orge pure. Cette orge remplacera une avoine que nous ne supprimons pas dans cette affection ; on devra donc en donner à midi et le soir.

On fera de longues promenades, même à allures vives, au trot, de temps en temps, pour faire jeter le cheval. Le retour à l'écurie se fera au pas pour refroidir l'animal par degrés insensibles.

On ne l'échauffera cependant pas de trop, on aura soin d'éviter les refroidissements par des temps d'arrêt en route et surtout en rentrant à l'écurie, où il faudra bien le bouchonner et le couvrir ensuite.

ESTOMAC. — MANQUE D'APPÉTIT.

Lorsque l'on s'aperçoit qu'un animal cesse de manger, on l'examinera attentivement ; on le sondera partout pour s'assurer qu'il n'y a en lui qu'un manque d'appétit, et que ce manque d'appétit n'est pas l'avant-coureur de quelque maladie.

Quand on se sera donc bien assuré que le cheval n'a pas de fièvre, qu'il a les reins souples, les yeux bons, qu'il n'est pas roide dans ses membres, ce sera la preuve que ce défaut d'appétit ne dénote aucune maladie à venir, et qu'il ne provient que de l'inflammation et de la fatigue de l'estomac ; dans cette circonstance, on suivra le traitement suivant :

TRAITEMENT.

On mettra l'animal à un régime rafraîchissant.

On lui donnera donc à barboter à la farine d'orge et au sel de nitre.

On lui donnera plusieurs fois par jour des

lavements dans lesquels on mettra par chacun d'eux une cuillerée à bouche de la mixture de la pharmacie domestique.

Le matin à jeun, pendant neuf jours, on lui fera avaler de l'opiat composé comme suit, pour deux fois :

500 grammes de miel dans lesquels on délaiera :

Gentiane, 153 grammes.

Kermès minéral en poudre, 61 grammes. De préférence l'opiat apéritif et diuritif de Chambille, pharmacien, rue des Lombards, 12.

On passera un long séton sous le ventre, on l'enflammera en imbibant le ruban de Moxa pour y attirer l'inflammation dont le siége est dans l'estomac, et pour enfin opérer une dérivation ou une révulsion.

Certaines personnes ont l'habitude, pour tâcher de ranimer l'appétit, de brider le cheval à l'écurie, et d'entourer le mors de la bride avec un chiffon contenant de l'ail, du poivre et du sel, ou de l'assa-fœtida. Ce moyen est contraire au rétablissement de l'estomac, puisqu'il est échauffant et qu'il faut au contraire calmer ; s'il rend un moment de l'appétit, ce n'est que par surexcitation ; il cesse bientôt.

On n'a produit qu'un désir et non une faim naturelle.

RÉGIME.

On supprimera le foin et l'avoine, pour ne donner que de la bonne paille arrosée d'eau salée. Barbotage à la farine d'orge et au sel de nitre.

Deux ou trois jours après, et lorsque le séton sera bien pris, on remettra le cheval graduellement à sa ration ordinaire, et on le fera travailler. En attendant la reprise du travail on le promènera tous les jours.

GLANDES ROULANTES.

Il reste quelquefois aux chevaux, après leur gourme, des glandes roulantes, ou qui apparaissent après celle-ci. On les nomme glandes roulantes, parce qu'elles ne sont pas attachées.

Ces glandes se montrent après le jetage, ou sans être accompagnées de celui-ci ; on suivra le traitement suivant :

TRAITEMENT.

On soumettra le cheval absolument au même traitement que celui indiqué ci-dessus à l'article Gourme ; seulement on doublera la dose prescrite de Topique ou d'eau de roses et de vinaigre dans les fumigations.

On tiendra chaudement la ganache avec une peau de mouton, comme est dit au même article, on fera les mêmes frictions sur la glande avec l'onguent de laurier.

Si la cloison nasale était échauffée, c'est-à-dire rouge, on y ferait des injections avec une petite seringue.

Ces injections seront composées d'eau de fontaine tiède avec une pareille quantité de Topique ou d'eau de roses et de vinaigre ; si, après trois ou quatre jours, il n'y avait pas de changement, on ferait ces injections au

Topique pur, ayant soin de ne pas serinsguer trop haut, pour que le cheval n'en avale pas.

Si la glande acquiert un certain volume et qu'elle devienne molle, c'est qu'elle devra aboutir. On continuera les frictions grasses à l'onguent de laurier et l'on guettera bien sa maturité. Si on voit que, devenue bien molle, elle prolonge son aboutissement, on l'ouvrira à l'outil.

Aussitôt la glande ouverte, on la videra avec soin et on y introduira un plumasseau imbibé de Topique Portugais pour bien nettoyer la plaie à fond.

A l'extérieur de cette plaie, on lessivera bien les parties qui avaient été graissées, avec de l'eau de son très-chaude, et on pratiquera à cette place des lotions de Topique Portugais, trois fois par jour, pour activer la cicatrisation et rétablir le tissu de la peau.

RÉGIME.

On suivra exactement le même régime que celui indiqué à l'article qui précède (Gourme).

L'animal pourra travailler, mais on le tiendra chaudement, on évitera les refroidissements : cette dernière recommandation mérite beaucoup d'attention, pour éviter des complications.

ESQUINANCIE (ÉTRANGUILLON).

L'esquinancie est un engorgement à la gorge ; on la traitera absolument comme vient d'être indiqué pour la glande roulante ; seulement on ne fera pas d'injections et on veillera avec plus de soin à sa maturité : car il vaut mieux l'ouvrir, pour qu'elle ne perce pas en dedans.

Aussitôt l'ouverture, on agira de même qu'après l'ouverture de la glande.

On donnera au cheval de l'eau miellée pour boisson, et s'il ne boit pas naturellement et de lui-même, on lui fera avaler souvent des breu-

vages avec cette eau pour lui faire des garga-
rismes.

INDIGESTIONS.

Dans cette affection, facile à reconnaître,
puisque l'animal se tourmente, gratte avec ses
pieds de devant, se couche, se relève ; couché,
il indique son mal en regardant la place de son
estomac où il porte le nez ; il se roule, etc., etc.
Dans cette affection, disons-nous, on administrera de suite le breuvage anti-sangui-morbide
et on fera respirer l'ammoniaque, dont on débouchera le flacon sous le nez du cheval.

On introduira deux cuillerées d'ammoniaque
dans un demi-litre d'eau salée, froide, pour
faire des lotions sur le front, afin d'empêcher la
congestion au cerveau qui pourrait amener,
comme nous l'avons dit, le vertige.

On donnera en même temps des lavements à
l'animal dans chacun desquels on introduira
une cuillerée de la mixture de la pharmacie
domestique.

On bouchonnera fortement le cheval à deux hommes, on trempera les bouchons dans du vinaigre bien chaud et fortement salé.

Ces frictions auront principalement lieu sur les reins et sous le ventre. On fera marcher le cheval, mis sous une bonne couverture, pour éviter toute espèce de froid.

Après une heure, le cheval devra être tranquille. On lui donnera, dans tous les cas, un litre de vin tiède fortement sucré par un quarteron de miel.

On continuera encore des lavements.

RÉGIME.

Diète pendant quatre ou six heures ; on donnera à barboter à la farine d'orge et au sel de nitre.

Après ce temps, on donnera de la bonne paille arrosée d'eau salée et on maintiendra à boire à la farine d'orge et au sel de nitre.

Le lendemain et jour suivant, on donnera à

jeun 500 grammes de miel mêlés 153 grammes de gentiane et 61 grammes de kermès minéral pour les deux jours, afin de rétablir les voies digestives qui auront souffert. L'opiat apéritif de Chambille serait préférable.

On donnera encore un lavement le matin.

L'animal pourra reprendre bientôt ses travaux.

COLIQUES, TRANCHÉES.

On suivra le même traitement que celui ci-dessus (Indigestion). Seulement, et dans la crainte que ces coliques ou tranchées ne soient le résultat d'une congestion du sang aux intestins, on fera de fortes frictions sous le ventre au Moxa pour opérer une déviation ou révulsion du sang à l'extérieur. Il faudra appuyer ces frictions fortement et longtemps. On donnera un seul breuvage, l'élixir anti-sangui-morbide dès que le cheval annoncera son indisposition, puis des lavements souvent répétés à la mixture de la

pharmacie domestique, une cuillerée par lavement.

Le lendemain de ces frictions et à la même
place on fera de fortes lotions au Topique pour
cicatriser l'érosion produite par les premières
frictions indiquées.

RÉGIME.

On mettra l'animal au même régime que celui qui précède, à l'article Indigestion.

MAUX D'YEUX.

Les maladies d'yeux sont très-nombreuses ;
nous n'allons parler que des plus fréquentes et
des plus connues et dont les soins et remèdes à
y apporter sont à la portée de tous.

Les causes sont souvent extérieures ; elles
proviennent soit de coups, soit de l'introduction d'un corps étranger, soit enfin d'un courant d'air qui frappe l'animal sur la vue dans
un moment de transpiration générale ; ainsi en

rentrant à l'écurie dans cet état, un châssis ouvert au-dessus de sa tête peut amener un refroidissement qui tombe sur la vue.

Quelquefois la maladie tient à la constitution de l'animal, comme aussi elle peut être le résultat d'une gourme rentrée, quand, comme nous l'avons dit, on saigne un jeune cheval et que la saignée retarde ou empêche la gourme (voir l'art. Gourme), comme aussi elle peut être la suite d'une gourme difficile et jetée à moitié.

Il y a aussi des affections qui atteignent les parties extérieures de l'œil, en dehors du globe et sans y toucher. Tels sont les poireaux, qui se présentent de deux sortes.

Nous n'allons parler que de celle qui est la plus fréquente, et que l'on peut traiter sans danger pour l'œil.

Ces poireaux sont ceux qui sont étroits à leur base.

On y pratique une ligature avec de la forte soie, et ils tombent d'eux-mêmes.

Les autres excroissances sont étendues et superficielles, vont toujours en augmentant, et établissent sur la paupière une croûte grisâtre et luisante ; leur traitement est très-difficile et l'emploi des moyens violents qu'il demande pour obtenir un résultat est trop dangereux à pratiquer ; il ne peut être confié qu'à une main habile et spécialement exercée, et encore le résultat est-il incomplet, s'il n'est pas entravé, comme presque toujours, par des accidents.

L'ophthalmie est une grande inflammation de l'œil, dont la partie blanchâtre devient rouge ; il s'en échappe des larmes en grande quantité.

Cette maladie peut provenir, comme nous l'avons dit, d'une mauvaise gourme ou de défaut de gourme, comme elle peut être le résultat d'accidents extérieurs que nous avons signalés plus haut, au commencement de ce chapitre.

TRAITEMENT.

On fera de fréquentes lotions sur l'œil avec de l'eau tiède, mêlée avec une partie égale de

Topique, on fera arriver ces lotions jusqu'au globe de l'œil, en ouvrant les paupières et on les répétera quatre ou cinq fois par jour.

Si après quatre ou cinq jours on ne voit pas s'éclaircir l'œil, on emploiera le Topique pur.

Si, malgré ces dernières lotions, le mal persiste, on passera deux sétons au cou, un de chaque côté de la crinière près des oreilles; on les enflammera en imbibant le ruban de Moxa. Ce point dérivatif établi par les sétons éclaircira bientôt les yeux. On laissera ces sétons à l'animal le plus longtemps possible, en entretenant leur suppuration par un peu de Moxa dont on revêtira de temps en temps seulement les rubans, surtout lorsque l'on verra diminuer la suppuration ; on continuera les lotions au Topique tant que dureront les sétons. La mixture aromatique antiophthalmique de Chambille produit de très-bons effets.

RÉGIME.

L'animal sera promené souvent et longtemps.

On lui maintiendra sa ration, que l'on accompagnera de barbotage à la farine d'orge et au sel de nitre.

FLUXION PÉRIODIQUE.

Nous arrivons à la fluxion périodique qui vient frapper les yeux pour quelques jours, à intervalles réguliers qui deviennent toujours plus rapprochés les uns des autres, et diminuent ainsi la longueur de la période, progressivement, jusqu'à l'entière abolition de la vue.

La fluxion périodique a les mêmes apparences et les mêmes symptômes que l'ophthalmie.

On a dit longtemps que cette maladie revenait à chaque lune : aussi disait-on que le cheval était lunatique.

Il ne peut pas en être ainsi, puisque la réapparition de ces fluxions se rapproche graduellement jusqu'à la cécité.

Le conseil à donner est de ne jamais acheter un cheval dans cet état, à moins qu'on ne le paie que comme s'il était aveugle. Aussi doit-on en achetant un cheval bien s'assurer de la solvabilité du vendeur qui doit la garantie de ce cas rédhibitoire pendant un temps bien plus long que celui des autres cas.

TAIE.

La taie est une tache blanchâtre sur l'œil, provenant quelquefois de causes extérieures, telles qu'un coup ou l'introduction d'un corps étranger, qui produit une tuméfaction qui peut se traiter facilement.

TRAITEMENT.

On fera des lotions sur l'œil plusieurs fois par jour et on les fera arriver au globe en écartant les paupières tout doucement.

On composera ces lotions comme on a indiqué celles au chapitre précédent (Ophthalmie), ou à la mixture Chambille.

Quant à la taie survenue naturellement et qui n'a, par conséquent, pas de causes provenant de l'extérieur, nous n'avons pas à nous en occuper, puisque l'opération seule de la cataracte pourrait y remédier et qu'elle est impossible chez le cheval.

DE LA VUE.

En général, il est assez difficile au premier coup d'œil, pour la majeure partie des propriétaires d'animaux, de reconnaître un cheval aveugle ; mais on le reconnaîtra aux indications suivantes :

CHEVAL BORGNE.

Si un cheval est borgne (Beau borgne), il porte sa tête du côté où l'œil manque et l'oreille de ce côté fait de fréquents mouvements d'inquiétude de devant en arrière.

Il semblerait que l'instinct porte cet animal à tâcher de remplacer le sens perdu de l'œil par celui de l'ouïe du même côté.

CHEVAL AVEUGLE.

Un cheval aveugle (Bel aveugle) lève ses pieds de devant en marchant, comme pour éviter d'attraper des obstacles qu'il présume et appréhende, et ne peut plus distinguer : sa marche est incertaine et ses oreilles font, toutes deux, le même mouvement qui est remarqué comme nous venons de le dire dans un cheval borgne. Il écoute ainsi ; il a l'ouïe beaucoup plus fine que les autres chevaux, comme si la nature avait voulu le dédommager de la perte du sens de la vue, et tâcher de lui fournir les moyens d'y suppléer un peu.

VERS.

Lorsqu'un animal a des vers, on le reconnaît à divers symptômes :

Il est souvent tourmenté par de sourdes coliques : lorsqu'il est couché, il fait souvent un demi-tour en se roulant, puis il se calme ; d'autres fois il regarde l'endroit de son estomac et y pose le nez.

Enfin en examinant bien et souvent ses excréments, on y trouvera de temps en temps de longs vers blancs, et souvent aussi, on lui verra attachés à l'anus de gros lombrics (gros vers courts de couleur roussâtre).

Tels sont les signes indicateurs de la présence des vers dans l'estomac et dans les intestins. On devra s'empresser d'y remédier ; car, un jour, l'envahissement des parties intestinales par ces vers rongeurs qui s'attachent tout autour des parois de l'estomac, sera complet et amènera la mort de l'animal, dans des coliques et des souffrances atroces.

TRAITEMENT.

On donnera tous les matins, à jeun, au cheval et pendant quatre jours de suite, un bol, soit quatre bols, que l'on fera préparer par le pharmacien comme suit :

Savon empyreumatique. . 122 grammes.
Aloès en poudre. . . . 30 —
Mercure doux. . . . . 7 —
Racine de fougère mâle en
poudre. . . . . 15 —

Bien mêler le tout, et le diviser en quatre

parties égales (4 bols) puis les rouler dans de la poudre de réglisse.

On en donnera un tous les matins.

Pour le faire prendre on mettra la tête du cheval en l'air, sur le râtelier dans lequel un homme montera. Il ouvrira la bouche du cheval, tirera la langue fortement, en dehors de la bouche, et introduira le bol, le plus avant possible dans celle-ci, et lâchera aussitôt la langue. Le mouvement que le cheval fera pour la retirer et la remettre à sa place, fera avaler la boule. L'opiat vermifuge de Chambille, pharmacien, rue des Lombards, 12, est plus facile à administrer; on le fait manger avec une spatule de bois.

Le même jour, on donnera au cheval deux lavements à la mixture de la pharmacie.

Ces lavements continueront quatre jours de suite comme les bols.

Après un intervalle de cinq ou six jours, on reprendra le même traitement.

De temps en temps, et au moins quatre fois

par an, on agirait avec prévoyance, si on faisait prendre ce médicament au cheval et les lavements indiqués en même temps.

Ces chevaux en général, quoique mangeant beaucoup, sont maigres, et l'on serait tenté de les mettre aux herbes nouvelles; il faudra bien s'en garder.

RÉGIME.

Le traitement que nous venons d'indiquer ne change en rien le régime ordinaire de nourriture de l'animal, seulement pendant les quatre jours de médecine, on le soumettra à des barbotages au sel de nitre et à la farine d'orge.

SEPTIÈME PARTIE.

BŒUFS, VACHES ET MOUTONS

Les maladies internes de ces animaux qui leur sont communes avec l'espèce chevaline se traitent de la même manière.

Affections propres à l'espèce bovine et les plus fréquentes.

PARTURITION (*Vêlage*) DIFFICILE. DÉLIVRANCE.

On appelle une parturition difficile celle où le sujet ne présente pas ses deux pieds de devant.à la fois, et dont la tête renversée en arrière vient arc-bouter au passage, au lieu de s'y présenter naturellement, et s'opposer ainsi au passage ; en un mot, cette qualification est donnée toutes les fois que le veau ne se présente pas naturellement.

Dans cette position, et pour faire ce que la nature aurait dû faire, on introduit la main, puis le bras pour replacer l'animal.

On aura soin de bien graisser la main et le bras avec de l'huile ordinaire ou camphrée si on en a.

Ainsi replacé, on retirera doucement le sujet en harmonisant les mouvements de traction avec les efforts de la bête.

La parturition accomplie, on donnera à la

mère, des lavements répétés souvent et composés d'eau tiède et d'une cuillerée de mixture de la pharmacie domestique, dans chaque lavement, pour prévenir ou calmer la fièvre.

Si elle ne délivre pas de suite, on ne cherchera pas à la délivrer, surtout en tirant sur le délivre.

On laissera faire la nature, pendant deux ou trois jours, après lesquels, si les choses sont dans le même état, on administrera le breuvage qui va être indiqué plus bas.

Breuvage pour la délivrance.

Extrait de genièvre. . . 61 grammes.
Thériaque. . . . . . 15 —
Vin vieux. . . . . . 1 litre.

On fera chauffer le vin pour bien délayer la thériaque et l'extrait de genièvre et on administrera. Ce breuvage est assez difficile à administrer. L'opiat Chambille, pharmacien, rue des Lombards, 12, le remplace avec avantage (opiat pour la délivrance).

Si la parturition a été longue et difficile, et

que la main ait été obligée de travailler longtemps à l'intérieur, il faudra redouter la putri-
dité provenant des blessures intérieures que
l'on aurait pu faire involontairement, ou
que le petit animal aurait pu causer avec ses
onglons ; dans le doute, et pour éviter cette maladie dangereuse, nous conseillons, pour la conjurer, de donner, quelques jours après la délivrance, le breuvage qui va être indiqué plus loin.

Breuvage antiputride.

Quinquina jaune concassé. .   92 grammes.
Acétate d'ammoniaque. . .   15   —
Camphre pulvérisé. . . .   4   —
Eau de fontaine. . . . .   2 litres.

La décoction avec le quinquina tirée à clair,
et refroidie, on y mettra l'acétate d'ammoniaque et le camphre que l'on dissoudra aupara-
vant dans un jaune d'œuf dans lequel on le
battra jusqu'à la dissolution. La pharmacie
Chambille produit un opiat antiputride facile
à faire prendre.

On administrera ce breuvage ou cet opiat en

deux fois ; on l'accompagnera chaque fois de deux lavements à la mixture pour prévenir ou calmer la fièvre.

Dans le même cas, et toujours par prévoyance, on fera prendre pendant deux jours, après la délivrance, des injections par la vulve, composées comme suit :

Injections.

Extrait de saturne. . . 15 grammes.
Eau de roses. . . . . 1 litre.
Vinaigre. . . . . . 245 grammes.

Le tout pour deux injections, une le matin et l'autre le soir.

On trouvera toute composée la mixture Chambille, pharmacien, 12, rue des Lombards.

GONFLEMENT.

Lavements réitérés composés d'eau tiède et d'une cuillerée de la mixture préparée de la pharmacie domestique dans chaque lavement.

On donnera le breuvage élixir anti-sanguimorbide de la pharmacie domestique.

11.

On débouchera le flacon à l'ammoniaque sous le nez de l'animal pour lui faire respirer cette liqueur par chaque naseau deux ou trois secondes.

RÉGIME.

On laissera l'animal à la diète et on lui donnera à barboter à la farine d'orge et au sel de nitre.

PIQÛRES PAR ANIMAUX NUISIBLES.

Voir le même article chez le cheval.

MALADIE DU SANG, SANG DE RATE.

La maladie du sang ou sang de rate, ayant tout à fait envahi l'animal, elle est inguérissable.

On peut espérer de la conjurer à son commencement, que l'on découvrira avec les remarques et aux indices suivants.

La maladie attaque toujours les bêtes les plus vigoureuses, les plus grasses, et les mieux portantes.

Ces animaux, que l'on voit d'habitude tenir

la tête du troupeau quittent leur place, se retirent insensiblement, et finissent par passer à la la queue, l'œil triste.

Les époques préférées par la maladie sont les chaleurs et les sécheresses.

Une nourriture trop abondante et trop substantielle l'occasionne également. Telles sont les remarques que la pratique générale et unanime nous signale.

La maladie tout à fait déclarée, il n'y a plus de remède à faire ; le sang est coagulé dans la rate qui, devenue volumineuse, ne forme plus qu'une masse noire, de consistance de bouillie épaisse.

Il ne faut donc espérer que de détourner la maladie à son commencement, c'est-à-dire aussitôt que l'on remarquera les indices que nous avons signalés plus haut.

MOYENS.

On administrera à jeun le breuvage anti-sangui-morbide que l'on trouvera dans la pharmacie domestique que nous conseillons d'avoir à l'habitation.

Le premier jour de la prise du breuvage et le lendemain matin à jeun on donnera le lavement qui suit :

Camphre en poudre que l'on fera dissoudre dans un jaune d'œuf que l'on battra jusqu'à dissolution. . . . . 4 grammes.

Aloès pulvérisé. . . . . 4 —

Eau de fontaine. . . . . 1 litre 1/2.

On fera de fortes frictions aux cuisses et sous le ventre avec le Moxa le même jour du breuvage et aussitôt après l'avoir administré.

On effacera ensuite les érosions qu'elles auront produites, en y faisant, aux mêmes places, des lotions de Topique Portugais plusieurs jours de suite et plusieurs fois par jour.

PARALYSIE.

La paralysie se traitera comme chez le cheval. (Voir la table des matières.)

Affections extérieures.

Maux de pieds particuliers à l'espèce.

LA LIMACE (PIÉTIN chez le mouton).

Moyens préservatifs.

Cette affection est particulière aux didactyles, elle est plus fréquente chez les bœufs et vaches qui travaillent, soit aux labours, soit aux transports.

Elle a pour cause, le plus ordinairement, les graviers qui s'incrustent dans la peau de l'entre-deux des doigts.

Les animaux qui travaillent dans des terrains boueux, et paissent dans des pâturages humides, s'attendrissent cette peau de l'intervalle des doigt ou onglons, ainsi que la couronne de ceux-ci, et donnent ainsi prise aux graviers qui, y attachés, produisent, par le frottement des deux doigts l'un contre l'autre, une érosion qui finit par s'enflammer et produire un ulcère.

On éviterait cet accident si, au sortir des boues et des pâturages humides, on laissait le temps à la peau et à l'onglon de se rendurcir, avant de passer sur des terrains à graviers et de les traverser ou parcourir assez longtemps pour occasionner le mal dont nous nous occupons.

Cette perte de temps, à ressuyer les extrémités de ces animaux, serait bien compensée par la non-apparition de cette affection, et le temps perdu serait bien moins cher que le traitement et le séjour forcé à l'étable qu'il exigera.

On prétend que le piétin est épizootique (contagieux); nous dirons : il arrive à tout un troupeau, parce que toutes les bêtes de ce troupeau ont fait le même séjour dans des lieux humides et dans la boue, s'y sont attendri peau et onglons, et tous ont traversé, dans cet état, des terrains pierreux et à graviers, avant d'avoir été bien séchés et rendurcis par un temps de repos sur un terrain sec.

Voilà pourquoi nous avons dit que l'on peut éviter d'avoir le piétin dans ses animaux.

Les fumiers, les boues âcres, les urines croupies, amènent aussi la maladie, surtout aux animaux rentrés, comme nous venons de le dire et de le blâmer, avant d'être rendurcis par leurs extrémités. Ces mordants ont de la prise de suite sur le tissu de la peau et sur la couronne amollis, pénètrent ainsi avec facilité dans les blessures faites à la peau par les graviers, et y déterminent l'inflammation, puis l'ulcère.

Dans des années pluvieuses, par conséquent, cette affection devient assez multipliée, et dans ces saisons extraordinaires, surtout en été, on devra prévenir ces accidents par les précautions que nous indiquons.

On dénomme cette maladie de trois manières, savoir : Limace, Fourchet et Piétin.

TRAITEMENT.

On nettoiera soigneusement la plaie avec le Topique Portugais, et on mettra l'animal sur une litière bien sèche, épaisse et entretenue telle pendant le traitement et longtemps après.

La litière pour être bien sèche et saine devra reposer sur un sol propre et non sur d'anciens fumiers dont la chaleur et l'humidité traversent facilement une paille sèche que l'on aurait répandue. — Il faudra bien observer cette prescription, car le mal reparaîtrait bientôt.

On frictionnera la couronne tout autour avec le Topique ; on imbibera avec celui-ci un long plumasseau d'étoupe que l'on passera entre les deux onglons, en le maintenant dans le paturon au moyen de la ligature en caoutchouc d'un seul morceau, comme un bracelet.

Si on n'avait pas de ligature élastique, on ne mettrait pas d'appareil, car la ligature ordinaire viendrait augmenter l'inflammation en arrêtant la circulation du sang, et produirait un engorgement.

On arrosera ce pansement plusieurs fois par jour avec le Topique que l'on introduira par le haut de l'appareil pour qu'il arrive à la plaie.

Si, en l'absence de ligature élastique, on n'avait pas appliqué d'appareil, la guérison sera plus lente; mais elle aura lieu en lotionnant très-souvent la plaie avec le Topique Portugais.

Si, après quelques jours, contre notre attente, l'animal continuait à souffrir, c'est que le traitement aura été commencé trop tard et qu'il y aura ulcère compliqué.

Dans cette circonstance, on fera le même pansement que celui indiqué ci-dessus; mais on emploiera, tant pour les frictions que pour imbiber le plumasseau d'étoupe, le Moxa au lieu de Topique.

Le lendemain, on lèvera l'appareil, et on continuera les frictions et les pansements, ou lotions, si on n'a pu fixer un pansement, avec le Topique Portugais au lieu de Moxa.

Si, avant de faire ce dernier pansement au Moxa, on s'apercevait, en examinant le mal, que les bords de l'ulcère soient d'une couleur noire, nous conseillons de livrer la bête à la boucherie, car il faudrait avoir recours à la cautérisation au fer chaud, opération dont le résultat est douteux : l'animal reste souvent boiteux, et il vaut mieux en tirer parti de suite pendant qu'il est encore en bon état, car les souffrances le feront dépérir, et il n'offrira plus les mêmes avantages pour la boucherie après l'opération sans résultat.

Nous donnerons souvent ce conseil dans les cas où les chances de guérison sont douteuses, car il n'en est pas de l'espèce bovine comme de l'espèce chevaline ; dans ce dernier cas, il faut user de tous les moyens pour tenter la guérison, parce qu'un cheval n'offre pas la ressource de la boucherie où on retire à peu près la valeur de l'animal, tandis qu'après le cheval il ne reste rien, on perd tout.

RÉGIME.

Pendant le séjour forcé de l'animal à l'étable, on lui donnera à barboter à la farine d'orge et au sel de nitre, et un lavement composé d'une cuillerée à bouche de mixture de la petite pharmacie, ajoutée à l'eau tiède, tous les matins pour combattre la fièvre.

On lui donnera avec ces précautions une nourriture bonne et ordinaire, pour qu'il ne dépérisse pas.

L'ENGRAVÉE.

L'engravée est à la bête bovine ce qu'est la foulure de la sole au cheval.

Sa cause provient de l'inexpérience du propriétaire, ou de son imprévoyance ; car il devrait savoir que ces animaux ne peuvent être appelés à faire de longues routes à pieds nus.

L'épaisseur de la corne diminue insensiblement par l'usure. Des foulures, des meurtrissures, comme la bleime chez le cheval, s'ensuivent, le mal augmente, l'inflammation, puis souvent la fièvre s'emparent des pieds ; alors il arrive l'engravée.

Cet affaiblissement de la sole usée permet à tous les corps roulants sur les chemins, cailloux, etc., etc., de s'introduire facilement dans la sole, et de venir pratiquer au petit pied, qu'elle ne cuirasse plus, outre les foulures, des blessures ou des piqûres.

Souvent aussi les séjours prolongés de ces animaux dans des boues, ou des terrains humides, attendrissent la sole et les couronnes, comme nous l'avons dit à l'article précédent (Limace), et elles ne peuvent plus résister suffisamment, dans cet état, aux graviers et aux cailloux : nouvelle cause de l'engravée.

Dans cette position blessée, l'animal rentré dans une étable malpropre, met ses pieds dans les urines croupies qui viennent encore aggraver son mal naissant.

TRAITEMENT.

Nous avons signalé longuement et avec détails les causes de cette affection, pour que, connues, on les supprime déjà et à l'avenir.

La cause enlevée, le mal ne vient plus, et arrivé, il disparaît avec un traitement, s'il est encore temps.

On nettoiera, avec soin, le pied avec le Topique Portugais. On examinera s'il n'y a pas de graviers, ou autres corps étrangers, enchâssés dans l'onglon ; dans ce cas, on les extraira et on maintiendra sur la sole des plumasseaux imbibés de Topique ; on les arrosera souvent.

On mettra le pied de l'animal dans un morceau de toile qui sera maintenu dans le paturon, au moyen d'une ligature élastique dont nous avons parlé.

Ce pansement fait au Topique et souvent arrosé avec lui, enlèvera l'inflammation, cicatrisera les parties blessées et fera repousser la corne avec une rapidité surprenante. (Voir les rapports à la fin de ce volume, surtout celui de M. Moutonnet père, vétérinaire.)

Si, avant de faire ce premier pansement, on s'apercevait qu'il y ait sous la sole extravasation de sang, ou déjà suppuration, on fera la même opération, et le même pansement que celui indiqué à l'article Bleime suppurée chez le cheval, on opérera les mêmes compressions pour éviter les cerises. On ferrera donc l'animal pour maintenir le pansement et, si besoin est, suivant l'étendue de la plaie, on aura recours à la bottine en toile maintenue au paturon avec nos ligatures élastiques.

Nous ne parlons pas des autres affections de pied, telles que Crapauds, Javarts, Eaux aux jambes : on les traiterait comme celles du cheval ; mais nous conseillons, dans ces cas, de tirer parti de l'animal en le vendant à la boucherie plutôt que de s'exposer à son dépérissement, en essayant un traitement coûteux, et dont on ne peut garantir la réussite.

MOUTONS ET CHÈVRES.

MALADIE DU SANG (SANG DE RATE).

Mêmes symptômes que chez le bœuf.

Voir le même article, afin de suivre exactement le même traitement en diminuant les doses du breuvage et des lavements et les réduisant au quart. Mêmes frictions, etc.

FOURCHET.

Le fourchet est une affection qui attaque le canal biflexe qui est placé entre les deux doigts.

Une inflammation, plus ou moins grande, occasionne une douleur proportionnée à celle-ci, et une boiterie qui va toujours en augmentant.

TRAITEMENT.

On tondra les parties engorgées, on tiendra le pied propre en le nettoyant avec le Topique Portugais.

L'animal sera placé sur une litière sèche et épaisse et entretenue telle, et sous laquelle il n'y aura pas d'anciens fumiers, mais bien un sol propre et sec.

Pendant plusieurs jours, on fera des lotions fréquentes sur ces parties avec le Topique Portugais.

Pansé avec cette liqueur, l'inflammation aura bientôt disparu.

Le fourchet se complique quelquefois du

piétin ; mais la liqueur qui s'écoule le long de la jambe en faisant ces lotions (demi-frictions), l'empêchera d'apparaître.

On tiendra l'animal à la bergerie jusqu'à parfait rétablissement et toujours comme nous venons de l'indiquer, sur une litière sèche et épaisse, pour éviter que la chaleur du sol, imprégné d'urines depuis longtemps, ne la traverse pour arriver au pied malade.

PIÉTIN. — MOYENS PRÉSERVATIFS.

Le piétin accompagne quelquefois la maladie du fourchet, comme d'autres fois il est la conséquence de celui-ci.

Le soulèvement d'une partie de l'onglon indique suffisamment la présence de cette affection.

Nous avons entrepris de rechercher les causes de cette affection, ruineuse pour les cultivateurs, et nous avons essayé de les démontrer, à l'article Limace chez le bœuf, parce que, connues, on peut les faire disparaître à l'avenir, et qu'enfin, il vaut mieux prévenir le mal que de le guérir.

On nous pardonnera donc de nous répéter ici, nous le faisons dans une bonne intention ; car il se pourrait qu'occupé du mouton, le propriétaire de cet animal n'aille pas rechercher ce que l'on a dit à l'article Bœuf.

Le berger, en sortant d'une prairie mouillée, où il a séjourné, ne saurait donc prendre trop de précautions pour sécher les pieds de ses moutons, et les rendurcir avant d'entreprendre, pour rentrer à la ferme, ou pour les mener dans un autre endroit, de parcourir un chemin, ou des terrains pierreux ou remplis de graviers.

Partant une heure plus tôt de l'endroit où il a séjourné dans l'eau, là où ses moutons se sont attendri sabots et peau, il l'écoulera en faisant une pose dans un endroit plus élevé et plus sec ; ainsi, il préviendra en partie les maux de pied.

S'il veut braver cette recommandation, la

majeure partie de ses animaux seront atteints, moins ceux d'entre eux qui se seront trouvés, par hasard, à pâturer sur une hauteur et auront conservé la dureté de leurs sabots.

D'autres échapperont qui, se sentant les pieds ainsi affaiblis, auront, par instinct, recherché un sol doux pour poser leurs pieds attendris.

TRAITEMENT.

On enlèvera avec des ciseaux courbes toutes les parties de l'ongle décollées.

On nettoiera la plaie avec le Topique Portugais avec lequel on frictionnera tout le tour du pied et du paturon.

On appliquera un appareil composé d'un plumasseau d'étoupe imbibé de Topique, et dont le milieu passera entre les deux doigts, de manière que les deux extrémités arrivent dans le paturon. On les assujettira avec notre ligature (une bague molle et peu épaisse et très-élastique en caoutchouc), autrement, les

ligatures ordinaires en corde ou ruban arrête-
raient la circulation du sang et augmente-
raient ainsi l'inflammation, et produiraient
un engorgement.

En effet, M. Chabert disait que les cordes ou
ligatures serrent et étranglent la partie au point
d'y attirer la gangrène et d'amener la mort.

La ligature a l'avantage de parer à cet in-
convénient , et celui énorme d'activer les
pansements , puisqu'il suffit d'ouvrir et d'é-
tendre la bague de caoutchouc pour la passer au pied et de la laisser se resserrer sur
les étoupes du pansement. On arrosera plusieurs fois par jour avec la liqueur.

L'ENGRAVÉE.

L'engravée chez le mouton a les mêmes
causes que celle chez le bœuf; elle est donc
pansée de la même manière, avec les mêmes
opérations et les mêmes agents, pour imbiber
les plumasseaux, et faire les lotions (voir cet
article chez le bœuf).

GALE.

Après avoir tondu l'animal, on fera de fréquentes frictions bien appuyées, surtout dans les plis de la peau, avec le Topique Portugais. Si, après quelques jours, la gale persévère, on fera, une seule fois, une bonne friction sur toutes les parties envahies, avec le Moxa, et le lendemain on reprendra les frictions au Topique.

PORCS.

Les porcs sont atteints aux pieds des mêmes affections que le mouton et la chèvre. Ills entraînent donc les mêmes soins, les mêmes pansements et les mêmes médicaments, et exigent une litière épaisse et sèche entretenue toujours telle.

LÈPRE.

On lessivera l'animal avec de l'eau de son

presque bouillante ; aussitôt qu'il sera sec, on le frictionnera souvent au Topique Portugais. Pendant ce traitement on le maintiendra sur une paille très-propre et tenue toujours telle.

CHIEN.

L'AGGRAVÉE.

Les chiens, emportés par l'ardeur de la chasse, font des courses énormes, et lorsqu'ils les exécutent sur des terrains pierreux et par des temps chauds et secs, foulent le tissu plantaire de leurs pattes et ont l'affection appelée *l'aggravée*.

La passion qui les domine ne leur laisse pas sentir leur mal tant qu'ils sont échauffés ; mais après le repos, ils ne peuvent plus s'appuyer sur leurs pattes.

La fièvre souvent s'empare d'eux et ils ne veulent plus manger.

Lorsque cette fièvre est forte, on pratique

une saignée à la jugulaire, et on donne des lavements à l'huile à la mixture, une cuillerée à café environ mêlée à l'eau tiède.

Si l'animal n'a qu'une fièvre locale, c'est-à-dire dans les pattes, la saignée est inutile.

Dans l'un et l'autre cas, on fera prendre des bains dans de la lie de vin, dans laquelle bouillante, on aura plongé pour les faire infuser, du thym et de la lavande. Si au contraire on a du Topique, on fera souvent des lotions aux pattes, dessous celles-ci, entre les doigts, et depuis cet endroit jusqu'à l'épaule et jusqu'au haut de la cuisse.

GALE, DÉMANGEAISONS ET DARTRES.

On lessivera les parties atteintes de la gale ou de démangeaisons, avec de l'eau de son chaude, et ensuite, l'animal étant sec, on fera de fortes frictions au Topique Portugais plusieurs fois par jour et jusqu'à la disparition complète qui ne tardera pas.

CHANCRES AUX OREILLES.

Ce que l'on appelle chancres, sont des blessures qui arrivent à l'animal, soit à la chasse par des épines dans les fourrés, soit par morsures ; ils sont fixés aux oreilles.

L'animal se frappe toujours les oreilles et les claque en secouant sa tête ; il ravive ainsi, à chaque instant, les plaies, les fait saigner, de sorte qu'elles vont toujours en augmentant.

Cette maladie n'a que des causes extérieures.

TRAITEMENT.

On fera faire pour l'animal une marmotte en filet qui prenne bien la tête, et s'attache en réunion à la gorge, de manière à tenir les oreilles collées à la tête afin que l'animal ne puisse plus les secouer et les claquer.

On fera plusieurs fois par jour sur la plaie des lotions au Topique Portugais.

La guérison ne tardera pas ; mais il faudra

lui faire garder son filet jusqu'à ce que la cicatrice soit bien endurcie, et presque recouverte de poils.

BLESSURES ET BRULURES.

Les blessures et brûlures se traitent par des lotions au Topique Portugais ; du reste l'animal avec sa langue, si le mal est à la portée de celleci, en fera tout autant que les médicaments.

MALADIES DES JEUNES CHIENS.

Les chiens ont presque tous, dans leur jeunesse, ce que l'on appelle la *maladie*.

Elle est occasionnée par une foule de vers qui sont longs etblancs et attachés entre eux en paquets.

L'animal dépérit, ralentit sa croissance, jette par les yeux ; souvent il en meurt.

TRAITEMENT.

On donnera à l'animal deux fois par jour,

des lavements à la mixture, une cuillerée à café mêlée à l'eau, pour un lavement.

On lui fera prendre à jeun, d'abord pendant trois jours de suite, des boulettes ainsi composées :

Savon empyreumatique. .   122 grammes.
Aloès en poudre. . . .   30   —
Mercure doux.   8   —
Racine de fougère mâle en
   poudre.   15   —
Camphre pulvérisé, dissous
   avec un jaune d'œuf. .   30   —

Le tout pour six boulettes.

Après trois jours de cette prise de médecine, on laissera reposer l'animal trois ou quatre jours, après lesquels on le purgera à l'huile de ricin, ou avec la poudre Watrin.

Trois ou quatre jours après, on lui fera prendre les trois autres boulettes, en trois jours, et les mêmes jours on lui donnera les lavements indiqués.

Si, après ces purgations, on voyait les yeux

de l'animal encore embarrassés et rendant de l'humeur par le côté, on lui passerait un séton au cou en arrière des oreilles.

PIQURES PAR ANIMAUX MALFAISANTS.

L'animal piqué jettera des cris, se plaindra. On verra paraître de suite une enflure ; aussitôt, on s'empressera de tondre la place, on cherchera l'endroit de la piqûre, on y fera une petite incision avec la pointe d'un canif, et on introduira de suite de l'ammoniaque. Si on ne trouve pas la place piquée, on fera, sur la partie enflée, une bonne friction d'ammoniaque pur.

Après cette friction, on lotionnera la place avec le **Topique Portugais**.

FIN

CITATIONS DE QUELQUES RAPPORTS.

62ᵉ Régiment de Chasseurs à cheval (1856).

Je soussigné Bouin (Jean-Louis), vétérinaire de 1ʳᵉ classe au 12ᵉ régiment de chasseurs à cheval, membre de la Société d'agriculture du département des Ardennes, médaillé par cette société, chevalier de la Légion d'honneur, certifie que, sur l'invitation de M. Elluin, plusieurs chevaux du régiment traités avec une liqueur désignée sous le nom de Topique Portugais, ont été tous guéris (suit le nombre des chevaux, quinze). Ces chevaux étaient profondément couronnés ou porteurs de larges blessures. Le Topique dont il s'agit calme considérablement les douleurs résultant des phénomènes inflammatoires ; les bourgeons cellulo-vasculaires se forment, sous la protection de ce Topique, avec régularité. Les plaies les plus graves marchent sans désordre à une cicatrisation prompte et active.

Fait à Paris, le 11 avril 1856.

Signé : Bouin.

Je soussigné, Eugène Moutonnet père, médecin-vétérinaire, membre de plusieurs sociétés d'agriculture, sciences et arts, de la Commission d'hygiène et de salubrité du 9ᵉ arrondissement de Paris, y demeurant rue Saint-Paul, nᵒ 9, certifie avoir soumis à une sévère et consciencieuse expérimentation la liqueur désignée sous le nom de Topique Portugais, dont M. Elluin (J. B. I.) est l'inventeur, et avoir obtenu de ce médicament externe les résultats les plus satisfaisants, entre autres dans les cas suivants (suit le détail des cures faites, la durée du temps, les noms et les adresses des propriétaires). Je déclare n'avoir jamais obtenu, dans le cours de ma longue pratique, d'aucun topique ou médicament externe, un succès aussi constant, aussi prompt et aussi efficace que celui produit par l'emploi du Topique ; j'ai la conviction que ce Topique sera pour la médecine vétérinaire l'un de ses plus précieux agents thérapeutiques.

Paris, le 15 mars 1856.

Signé : Moutonnet.

Légalisé et approuvé en mairie du 9ᵉ arrondissement.

Signé : Mansard, adjoint.

Viennent ensuite d'autres rapports pour des maladies et accidents ; nous donnons seulement les noms et adresses de quelques-uns des signataires pour les rapports les plus intéressants.

NOLOT, propriétaire et loueur de voitures, rue de la Pépinière, 99.

Le 9 avril 1856.

DELMAS, même maison.

LUCAS, tuilier, à la Ferté-Gaucher.

Le 9 juin 1856.

BOUVIER, chef des écuries de M. Ratier des Thernes.

Le 9 avril 1856.

MOUSSU, propriétaire à Ivillers, près Senlis.

23 septembre 1857.

M. le comte de LIVET D'ARANTON, propriétaire à Ourville (Seine-Inférieure), qui termine sa lettre ainsi à M. Elluin :

« Nous devrions tous, nous hommes qui désirons sincère-
« ment l'amélioration, rechercher les rapports et les multi-
« plier avec des gens qui, comme vous, s'ingénient à faire
« progresser. »

Guérison en peu de temps d'une bête de course d'un grand prix. Elle avait été abandonnée.

Ourville, le 15 juillet 1857.

Signé : Cte de LIVET D'ARANTON.

LÉGER, marchand de fromages en gros, rue de l'Arcade, n° 11.

Le 28 juillet 1858.

(2 chevaux dont l'un pris de la maladie du vertige.)

Suivent encore les noms de MM. MARET, chevalier de la Légion d'honneur, entrepreneur des travaux du Louvre ; DOUÈLE, père, de Courbevoie, etc., etc. Il serait trop long de les énumérer ici.

CAEN. — IMP. E. POISSON.

COMPOSITION
DE LA
PHARMACIE DOMESTIQUE ET PORTATIVE

S'adresser au Dépôt général à Paris

Chez M. CHAMBILLE, Pharmacien-Droguiste

12, *rue des Lombards.*

PRIX TOTAL DE LA PHARMACIE DOMESTIQUE,

25 francs.

RENSEIGNEMENTS ANALYTIQUES SUR LE MÉRITE DES MÉDICAMENTS QU'ELLE RENFERME.

LEURS PRIX.

Topique Portugais 5 fr.

Topique de C. Rouxel.

Le Topique calme l'inflammation et la douleur et pousse à une cicatrisation prompte et active ; on l'emploie avec succès dans tous les maux externes.

Moxa Portugais 5 fr.

Le Moxa remplace avec avantage tous les agents rubéfiants, vésicatoires actuels, connus jusqu'à ce jour (feu anglais, onguents, etc.); on l'emploie avec succès dans les affections externes récalcitrantes, telles que le prescrit le Manuel. Il est indispensable dans le traitement des maladies internes et subtiles ; sa prompte efficacité assure la prise des exutoires et sétons, et procure ainsi une révulsion si nécessaire et toujours attendue avec anxiété par la bonne médecine vétérinaire.

Il ne faut pas le confondre avec le Topique ; leurs effets sont opposés. Le Moxa irrite et attire ; le Topique calme et cicatrise.

L'Elixir anti-sangui-morbide, préservatif de la maladie du sang (sang de rate) s'emploie, entre autres cas, dans les suivants : Le cheval : Vertige, Congestions du sang, Coliques, Indigestions, Fourbure, etc. Voir les autres cas au Manuel.—Bœuf et vache : Gonflement, Sang de rate, au commencement, Congestions du sang, Fourbure, etc. Voir le Manuel.

Ce médicament, dont la base est formée en partie par des infusions de plantes végétales aromatiques, qu'il suffirait d'indiquer pour en prouver l'efficacité, fait reprendre la place au sang par une circulation forcée, tout en débarrassant l'estomac et les intestins. Administré à temps, dans les cas et comme le prescrit le Manuel, il préviendra et arrêtera les dispositions et les progrès de la maladie du sang, et dissipera les congestions. Il s'applique au mouton.

La Mixture, mise dans les lavements à la dose prescrite par le Manuel, produira une évacuation subite, préviendra ou calmera la fièvre. Chez le cheval, on l'emploie avec succès dans le Vertige, les Indigestions, les Coliques, la Fièvre, la Fourbure, etc.—Chez le bœuf ou la vache, dans les inflammations, gonflement, parturition, vêlage difficile, etc.

L'ammoniaque sera employé avec succès dans les cas désignés au Manuel.

L'aloès sera administré comme il est dit aussi au Manuel.

Le nécessaire à compartiments est utile pour transporter les médicaments et préserver de la casse et de l'évaporation.

TABLE DES MATIÈRES

CONTENUES

DANS CE VOLUME.